Dr. med. Markus Knapp
Thomas Krug

Gesundheit ist Herzenssache

Bibliografische Information der Deutschen Nationalbibliothek
Die Deutsche Nationalbibliothek verzeichnet diese Publikation in der Deutschen Nationalbibliografie.
Detaillierte bibliografische Daten sind im Internet über http://d-nb.de abrufbar.

Für Fragen und Anregungen
info@rivaverlag.de

Wichtige Hinweise
Dieses Buch ist für Lernzwecke gedacht. Es stellt keinen Ersatz für eine individuelle medizinische Beratung dar und sollte auch nicht als solcher benutzt werden. Wenn Sie medizinischen Rat einholen wollen, konsultieren Sie bitte einen qualifizierten Arzt oder eine qualifizierte Ärztin. Der Verlag und die Autoren haften für keine nachteiligen Auswirkungen, die in einem direkten oder indirekten Zusammenhang mit den Informationen stehen, die in diesem Buch enthalten sind.

Originalausgabe
1. Auflage 2024

Türkenstraße 89
80799 München
Tel.: 089 651285-0

Redaktion: Dr. Susanne Meinrenken
Umschlaggestaltung: Manuela Amode
Umschlagabbildung: Shutterstock/Nattle
Abbildungen im Innenteil: 14: Thomas Krug, 134: Werner Forßmann, 147: mit freundlicher Genehmigung des Diakoneo Krankenhaus, Schwäbisch Hall, 224: privat. Alle anderen Abbildungen: Shutterstock/ AlessandroBiascioli: 10; German Vizulis: 15; OlgaChernyak: 17; maxbelchenko: 19; Jose Arcos Aguilar: 22; GraphicsRF.com: 30; Nabin_Sarkar: 34; BioFoto: 37; Dee-sign: 39; Radiological imaging: 42; Katsiuba Volha: 84; REDCHHYTS FEDIR: 116; BelezaPoy: 129; Axel_Kock: 136; Blamb: 143; Pepermpron: 151; Shot-Prime Studio: 160; Tridsanu Thopet: 175; Usama Nasir MD: 181, 183, 185; simona pilolla 2: 190; Vitalii Stock: 194; Adobe Stock/PCH.Vector: 29; Martin: 39; Oleksandr Pokusai: 46; Explode: 62; sompong_tom: 73; ponta1414: 77; Dr_Microbe: 97; golubovy: 111; Chinthaka Suraj (li.), VectorMine (re.): 140; alfa md: 149; Ija: 167; Pepermpron: 175; dzm1try: 199

Layout und Satz: Die Buchmacher – Atelier für Buchgestaltung, Köln
Druck: Florjancic Tisk d.o.o., Slowenien
Printed in the EU

ISBN Print 978-3-7423-2585-3
ISBN E-Book (PDF) 978-3-7453-2370-2
ISBN E-Book (EPUB, Mobi) 978-3-7453-2369-6

Dr. med. Markus Knapp
Thomas Krug

Gesundheit ist Herzenssache

Warum das Herz in jedem Alter anders tickt und wie Sie es stark und leistungsfähig halten

riva

Inhalt

Warum wieder einen Ratgeber lesen?

Nach monatelangen Beschwerden und einem Besuch in der Hausarztpraxis sitzen Sie das erste Mal bei einer Kardiologin oder einem Kardiologen. Trotz der schönen Einrichtung und der hellen, freundlichen Räume fühlen Sie sich unwohl und können noch nicht richtig begreifen, was passieren wird. Bis zu diesem Tag dachten Sie, es ginge Ihnen gut und Sie könnten Bäume ausreißen. Neben Ihnen sitzt ein älterer Herr und lächelt Sie an. Sie kommen ins Gespräch – in väterlicher Weise versucht er, Sie zu beruhigen. Er höre seit geraumer Zeit einen Podcast, der sich mit dem Herzen beschäftige und der ihm sehr geholfen habe, mit seinem Herzen besser und besonnen umzugehen. Der Podcast heißt *Hand aufs Herz*. Während der Herr begeistert von dem Podcast erzählt, vergeht die Wartezeit wie im Fluge.

Diese kurze Geschichte war für uns, Dr. Markus Knapp und Thomas Krug, der Auslöser dafür, unseren Podcast in ein Buch zu schmieden. Wir möchten ein Buch präsentieren, das nicht nur als Ratgeber und Nachschlagewerk dient. Vielmehr ist es unser Anspruch, die alltäglichen Fragen, die sich viele Menschen zur Herzgesundheit stellen – oder bislang noch nicht wussten, dass sie sie haben –, fachlich korrekt, aber auch verständlich zu beantworten. Jetzt sagt der eine oder die andere natürlich: »Das gibt es schon hundertfach.« Das könnte stimmen, jedoch greifen wir nicht nur auf die Erfahrungen des Kardiologen Dr. Markus Knapp zurück, sondern schöpfen darüber hinaus Themen aus über 150 Podcast-Folgen mit 100 000 Hörerinnen und Hörern und aus Live-Veranstaltungen mit Betroffenen, die ihre Erfahrungen eingebracht haben. Thomas Krug als »Laie der Nation« verkörpert die Seite des Betroffenen und daraus entsteht eine besondere Mischung sowie eine 360-Grad-Sicht auf das Herz. Für die Beschreibung dieser Sichtweise haben wir uns entschieden, unser Augenmerk auf unterschiedliche Altersgruppen zu legen. Insgesamt wird eine grobe Dreiteilung vorgenommen: Menschen bis etwa 40 Jahre, Menschen zwischen 40 und 60 Jahren und Menschen, die älter als 60 Jahre sind. Die Erfahrung hat gezeigt, dass wir damit dem Lebenszyklus unseres Herzens am besten gerecht werden. Unser Herz ist wie ein Datenspeicher, der sich von der Geburt bis zum Tod alles merkt, und zwar an guten wie an schlechten Tagen. Die Faszination besteht nun darin, eine gewisse Sensibilität zu entwickeln, wie man schon in frühen Jahren diesen Datenspeicher im positiven Sinne füllt. Gehen Sie mit uns auf eine Reise zum Herzen, und lassen Sie sich von unserer Begeisterung für die Herzgesundheit anstecken. In vielen Themen, die wir im Podcast besprochen haben, war diese Begeisterung immer wieder zu spüren.

Was erwartet Sie?

Sicherlich haben Sie schon viele Ratgeber in der Hand gehalten und den einen oder anderen vielleicht sogar auch gelesen. Zugegeben: Dies ist nicht der erste Ratgeber zum Thema Herzgesundheit. Wir versuchen mit diesem Buch unsere Erfahrungen aus vielen Podcast-Folgen, die wir in den letzten Jahren veröffentlicht haben, mit der Praxiserfahrung eines Kardiologen anzureichern. Mit unserem Co-Autor und »Laien der Nation« Thomas Krug würzen wir das Buch und bringen damit Medizin und die Perspektive der Betroffenen in Einklang. Ein offener Umgang mit vermeintlichen Tabuthemen sowie Plaudern aus dem Nähkästchen gehören auch dazu. Sie können dieses Buch Kapitel für Kapitel lesen oder Sie picken sich Ihre individuellen Themen heraus – egal, wie Sie das Buch angehen, Sie werden sich sofort zurechtfinden. Jedes Kapitel steht für sich selbst und wird durch Grafiken, Statistiken und natürlich Fragen aus Laiensicht angereichert. Wir präsentieren bereits bekanntes Wissen und vermischen dies mit Erfahrungen aus über 20 Jahren Tätigkeit in der Kardiologie sowie neuesten Erkenntnissen der Wissenschaft. Wir beantworten Fragen, die schon lange hätten gestellt werden müssen, und geben praktische »Take-Home Messages« für alle mit. Unsere Fragen sind ein Sammelsurium aus unserem Podcast *Hand aufs Herz*, Live-Veranstaltungen und dem Praxisalltag. Es gibt keine Frage, die es nicht wert ist, gestellt zu werden. In diesem Buch haben wir uns dennoch bewusst auf Informationen zu den Fragen konzentriert, die in einer Kardiologiepraxis am häufigsten gestellt werden. Wir werden anschaulich und plausibel erklären, worauf zu achten ist, wenn Sie sich um Ihr Herz kümmern wollen. Ziel ist es nicht, Sie wie in einem Nachschlagewerk umfassend über alle möglichen Herzerkrankungen zu informieren, aber Sie werden erfahren, welche Symptome auf welche häufigsten Krankheiten hindeuten können und wie Sie sich in solchen Fällen am besten verhalten sollten. Ganz wichtig ist aber: Dieses Buch ist nicht geeignet, eine eigene Diagnose zu stellen. Das bleibt immer eine ärztliche Aufgabe.

Wenn Sie schließlich mit diesem Buch Neues erfahren haben, das Ihnen bis dato nicht bewusst war, oder der eine oder andere Aspekt des Buchs vielleicht sogar auch in Ihre privaten Gesprächsrunden Einzug findet, dann haben wir eines unserer kleinen Ziele erreicht.

Zunächst sehen wir das Herz in einem größeren Zusammenhang des Lebens, wir philosophieren ein wenig und bauen Brücken zur Menschheitsgeschichte und zur Sicht auf unser Herz. Wir begeben uns auf eine Zeitreise und begegnen dabei nicht nur den alten Ägyptern. Bis der Tod uns scheidet, sehen wir uns die Lebensenergie unseres Herzens an.

Im zweiten Kapitel vermitteln wir kardiologisches Grundwissen. Keine Sorge: Es wird keine medizinische Abhandlung sein, sondern wir wollen vielmehr Aufbau und Funktion des Herzens einfach und verständlich erklären. Unter anderem zeigen wir Ihnen, wie die lebenslange Zündkerze des Herzens, der *Sinusknoten*, funktioniert.

Mit diesem Basiswissen vertraut, wollen wir Ihnen im Anschluss die Feinde unseres Herzens vorstellen. Von manchen werden Sie vermutlich schon einmal gehört haben, aber einige neue Informationen dürften Sie auch überraschen. Unser Herz ist sehr stark und doch so fragil. Feindliche Angriffe können jahrelang ohne Folgen ablaufen. Ein bisschen gleicht dies der Belagerung einer Stadt mit dicken Mauern: Sie mag lange Zeit standhalten, irgendwann aber kommt der Durchbruch und dann ist der Schaden groß. Das gilt es zu verhindern.

Viele Menschen, vielleicht ja auch Sie, gehen davon aus, dass Herzbeschwerden nur ältere Menschen betreffen. Das ist ein Irrglaube, denn die Anzahl von herzkranken jüngeren Menschen steigt. Deshalb beschäftigen wir uns in Kapitel 4 mit der Altersgruppe bis 40 Jahre. Unser Herz braucht schon in frühen Jahren Aufmerksamkeit. Die Vorsorge spielt eine große Rolle und kann nicht früh genug beginnen.

In Kapitel 5 widmen wir uns dann der Altersgruppe bis 60 Jahre und stellen fest, dass unser Herz beginnt, nachtragend zu sein. Die Ereignisse, die meist plötzlich eintreten, häufen sich und der eine oder die andere hat das Gefühl, dass die Einschläge immer näher kommen. Das Herz altert mit seinem Menschen. Diese Tatsache wollen wir etwas näher beleuchten. In dieser Lebensphase könnte man meinen, das Herz spiele immer öfter verrückt. Wir zeigen auf, wie Sie es schützen können und welche Fehler Sie vermeiden sollten.

In Kapitel 6 gehen wir mit unserem Herzen in die Rente und begleiten die ältere Generation. Für viele Menschen sind das Herz und dessen Krankheiten nun zum Mittelpunkt geworden und es benötigt stetige Pflege und Aufmerksamkeit. Wir stellen Ihnen die wichtigsten Erkrankungen und deren Behandlungsmöglichkeiten

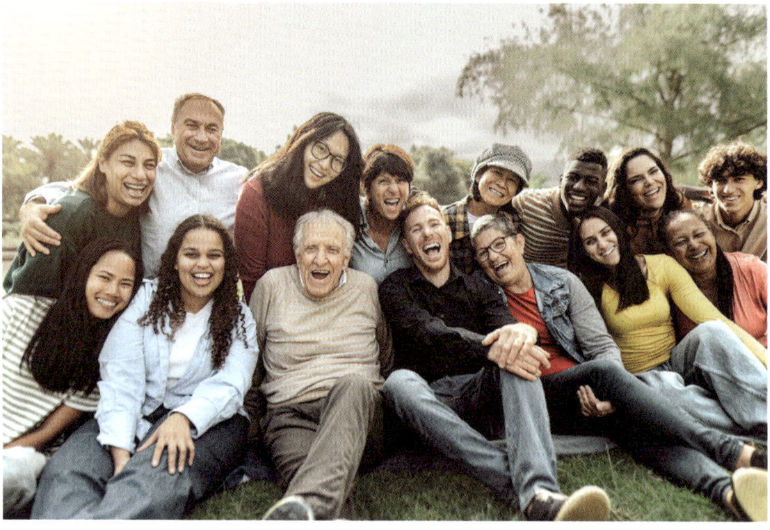

Herzgesundheit ist kein Privileg der Jugend, sondern lässt sich in jedem Lebensalter erreichen.

vor. Sie lernen, wie die moderne Medizin, aber vor allem auch Sie selbst dazu beitragen können, Ihre Lebensqualität und Lebenserwartung zu verbessern.

Zum Abschluss geben wir Ihnen mit einem 6-Wochen-Programm praktische Empfehlungen, wie Sie Ihre Herzgesundheit unterstützen können. Wichtige Hilfestellungen für den Alltag gepaart mit persönlichen Empfehlungen der Autoren bilden eine Anleitung beziehungsweise eine Orientierungshilfe in vielen Aspekten.

Warum sollte gerade dieses Buch gelesen werden? Diese Frage ist berechtigt und bedarf einer Antwort. Wir möchten Sie auf eine Reise rund ums Herz einladen. Dabei nehmen wir verschiedene Perspektiven ein und schaffen somit ein tieferes Verständnis zu teilweise komplexen Sachverhalten. Somit treffen sich Theorie und Praxis auf ganzheitliche Weise. Viele Gespräche mit Betroffenen, Interessierten, Laien sowie Expertinnen und Experten schaffen die Basis, um diese Brücke zu bauen. Das Herz ist und war schon vieles – vom Sitz der Seele bis zum Quell der Weisheit konnte man sich schon alles vorstellen. Eines ist jedoch klar: Unser Herz ist der Motor des Lebens, der bis zu unserem Tod 24 Stunden am Tag seinen Job macht. Helfen Sie ihm dabei!

Und nun viel Freude beim Lesen und Lernen!

Dr. Markus Knapp & Thomas Krug

Das Herz – ein Organ wie kein anderes

Das Herz ist zweifelsohne das faszinierendste Organ des menschlichen Körpers. Die lebenslangen Impulse, die von ihm ausgehen und sinnbildlich für unser Leben stehen, erzeugen ein Gefühl von Demut und Hochachtung. Jeder einzelne Herzschlag ist selbstverständlich und existenziell zugleich.

Das Herz erfüllt täglich seine Aufgabe, ohne dabei großes Aufsehen zu erregen. Als Pumpe versorgt es unseren Körper mit allem, was er braucht – lebenswichtiger Sauerstoff und Nährstoffe bilden den Kraftstoff für den gesamten Organismus. Mit der Größe einer geschlossenen Faust liegt es geschützt im Brustkorb und schlägt circa 100 000-mal am Tag – 3 Milliarden Schläge in einem ganzen Leben. Die Pumpleistung ist einzigartig, der Herzmuskel transportiert täglich bis zu 10 000 Liter Blut durch den menschlichen Körper. Welche von Menschen geschaffene Maschine ist in der Lage, 24 Stunden, 365 Tage, bis zu über 100 Jahre, ohne Wartung und Service mit einer Ausfallquote gegen null zu funktionieren? Diese Präzision macht das Herz zu einem wahren Meisterwerk der Funktionalität.

Bei aller Technikbegeisterung darf nicht vergessen werden, dass das Herz für Emotion, Leidenschaft und menschliche Verbundenheit steht. Es schlägt schneller, wenn wir verliebt sind oder Stress auf uns einwirkt. Es kann brechen, wenn wir mit einem Verlust oder Trauer konfrontiert werden. Es kann aber auch vor Freude hüpfen. Das Herz stellt eine unmissverständliche Verbindung zwischen Körper, Geist und Seele her.

Bedeutung des Herzens

Aus medizinischer Sicht lässt sich die Frage nach der Bedeutung schnell beantworten: Das Herz ist ein lebenswichtiges Organ. Dadurch bekommt das Herz für den Menschen eine außergewöhnliche Bedeutung, die in der Religion, Ethik, Wissenschaft und in vielen weiteren Bereichen zum Ausdruck kommt. Für unser Leben nimmt das Herz somit die Schlüsselfunktion ein. Stellen Sie sich vor, der Bordcomputer eines Flugzeugs fällt aus: Das Flugzeug wird über kurz oder lang abstürzen. Zentrale Systeme haben meist kein Back-up, so auch nicht unser Herz.

Es hat aber auch eine metaphorische Bedeutung. Es wird oft als Zentrum der Gefühle und der Liebe gedeutet. Damit erklärt sich auch, dass viele Kulturen das Herz in ihren Mittelpunkt gerückt haben und sich damit den Sitz der Seele und des spirituellen Bewusstseins erklären. Da ist es nur logisch, dass auch in der Philosophie dem Herzen eine zentrale Bedeutung zugeschrieben wird. Damit hat das Herz eine tief verwurzelte Beziehung zu den Wertesystemen der Menschen. Attribute wie Mitgefühl, Großzügigkeit und Menschlichkeit kommen in Verbindung mit unserem Herzen zum Tragen.

Das Herz in der Sprache

Um die Bedeutung unseres Herzens beschreiben zu können, bedient sich der Mensch der Sprache. Dabei hat das Wort selbst unterschiedliche Lesarten, denn es beschreibt natürlich nicht nur das Organ, sondern wird auch sinnbildlich für Gefühle oder Charaktereigenschaften verwendet – und das weltweit. Schauen wir uns nur das Wort »Herz« in verschiedenen Sprachen an, dann spürt man die kulturelle Bedeutung und die Gemeinsamkeiten.

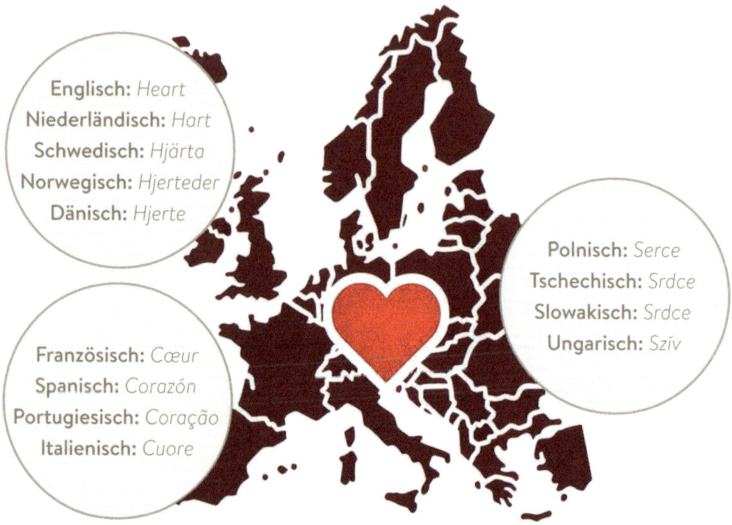

»Herz« in verschiedenen Sprachen

Ausdrücke wie »Jemand hat ein gutes Herz« oder »Er ist ein herzensguter Mensch« prägen unsere alltägliche Sprache. In vielen Sprachen gibt es zahlreiche Redewendungen und Ausdrücke, die sich auf das Herz beziehen. So wird beispielsweise im Deutschen oft von einem »Herz aus Gold« gesprochen, um eine besonders liebevolle und großzügige Persönlichkeit zu beschreiben. In anderen Sprachen gibt es Ausdrücke, die das Herz als Quelle von Mut und Tapferkeit sehen oder als Sitz der Intuition und Inspiration.

Zwei der ältesten Wörter für das Herz sind von zentraler Bedeutung: Da ist zum einen das altgriechische Wort *kardia*, von dem sich der Begriff Kardiologie ableitet. Zum anderen beschreibt das lateinische Wort *cor* das Zentrum des Seins. Treffenderweise wird das englische Wort *core*, wenn auch keine Verwandtschaft zu dem lateinischen *cor* besteht, als »Kern«, »Zentrale« oder »Mitte« übersetzt – welch passender Zufall.

Die Medizinsprache ist gespickt von altgriechischen und lateinischen Wörtern. Kein Wunder, dass Medizinstudierende Grundkenntnisse in Latein nachweisen müssen.

Griechisch war die Sprache, in der wichtige medizinische Werke, wie die Schriften von Hippokrates und Galenos, verfasst wurden. Zur Erinnerung: An den Eid des Hippokrates hält sich weltweit jede Medizinerin und jeder Mediziner. Galenos war für die Viersäftelehre verantwortlich, die immerhin bis ins 17. Jahrhundert als Grundlage medizinischen Wissens und Handelns angesehen wurde. Später wurde Latein zur Standardsprache in der medizinischen Welt. Es wurde von den Gelehrten und Ärzten in Europa verwendet, um untereinander medizinisches Wissen auszutauschen und weiterzuentwickeln. Somit hat es die Namen von Krankheiten, die Anatomie und medizinische Verfahren bis heute maßgeblich geprägt.

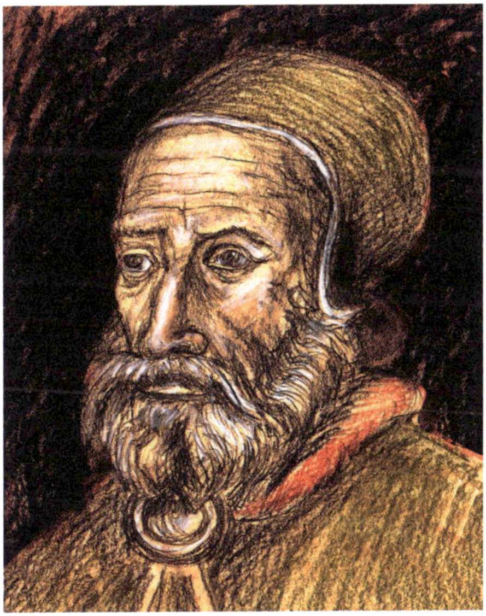

Galen ist wohl einer der berühmtesten Ärzte des Abendlandes.

Die Verwendung von Griechisch und Latein in der medizinischen Terminologie hat den Vorteil, dass sie international verständlich ist und sich nicht an die jeweilige Landessprache bindet. Somit ermöglicht die einheitliche Terminologie eine klare und präzise Kommunikation zwischen medizinischen Fachleuten weltweit.

Das Herz in der Kulturgeschichte

Wie bereits erwähnt, hat das Herz seit jeher eine wichtige Rolle in der Kulturgeschichte inne. Bereits in der Antike galt dieses Organ als das Zentrum des Lebens und der Seele. Viele Kulturen betrachteten das Herz als Symbol für Liebe, Mitgefühl und Emotionen. In der ägyptischen Mythologie wurde es als der Sitz der Intelligenz und Weisheit angesehen, im Hinduismus gilt es als das Zentrum der spirituellen Energie und im Buddhismus als der Ort des Mitgefühls.

Die alten Ägypter hatten eine besondere Beziehung zum Herzen. Sie betrachteten es als den Mittelpunkt der Emotionen, des Verstandes, des Bewusstseins und der Persönlichkeit. Es war gewissermaßen der Kern des Kerns der menschlichen Existenz und damit von höchster spiritueller Bedeutung. Mit dem Wort *ib* (*eeb* ausgesprochen) wurde nicht nur das physische Organ beschrieben – vielmehr stand es für den Menschen, sein Fühlen, Handeln und Denken. Der Legende nach wurde das Herz am Himmelstor zum Totenreich der Ägypter gewogen. Bestenfalls war es dann federleicht. Eine Feder der Göttin der Wahrheit, Gerechtigkeit und des kosmischen Gleichgewichtes, Maat, durfte nicht überboten werden. Jetzt stellt sich natürlich die Frage, was ein Herz schwer machen konnte. Die Liste ist lang und liest sich wie eine schwarze

Liste: Unterschieden wurde nach Taten wie Mord, Diebstahl, Betrug und ungerechtes Verhalten jeglicher Art, aber auch Charakterzüge wie Gier, Hass, Eifersucht oder Bosheit haben das Herz schwer gemacht. Bei den Beerdigungsritualen war das Herz das einzige Organ, das in der Mumie verbleiben durfte. Das ist nur logisch, da es ja der Schlüssel zum Himmel war.

Die alten Römer, die den größten Teil der damals bekannten Welt beherrschten, hatten zum Herzen einen eher pragmatischen Bezug. Im medizinischen und anatomischen Verständnis wurde das Herz als essenzielles Organ des Körpers wahrgenommen. Schon damals war den Römern bewusst, dass das Herz für die Zirkulation des Blutes und damit für die Lebenskraft verantwortlich ist. Es hatte aber auch emotionale Bedeutung – stand für Leidenschaft, Liebe, Zuneigung, Freude, aber auch Zorn – und wurde in der Mythologie verwoben. Amor, der römische Gott der Liebe, wird oft mit einem Pfeil dargestellt, den er mit seinem Bogen auf Menschenherzen schießt, die sodann mit Liebe erfüllt sind. Eine schöne Vorstellung, von der Liebe getroffen zu sein. Dennoch waren die Römer eher technokratisch orientiert, was sicherlich mit ein Grund für die Ausdehnung und Langlebigkeit dieses Reichs ist.

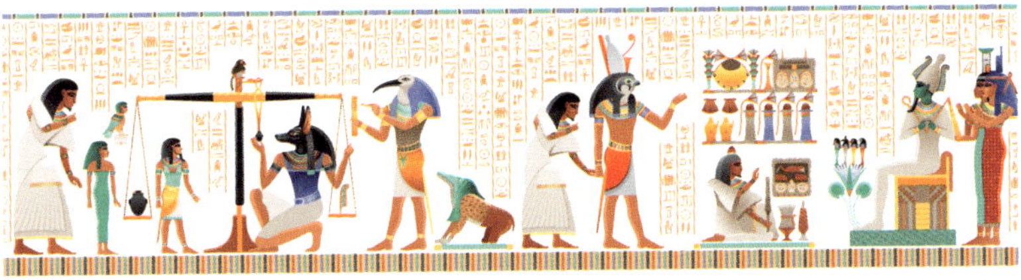

Das Wiegen des Herzens entscheidet über das Leben nach dem Tod.

Im Mittelalter prägte der katholische Glaube die westliche Welt und tut es bis heute. Alles beginnt mit dem Herzen Jesu, der wegen seiner bedingungslosen Liebe und Hingabe für die Menschheit einen besonderen Platz bei den Gläubigen hat. Indem im Gebet und bei speziellen liturgischen Feiern eine Verbindung der Herzen der Gläubigen mit dem Herzen Jesu hergestellt wurde, sollten Barmherzigkeit und Mitgefühl im eigenen Herzen gesteigert werden. Das Herz Jesu wurde oft mit einer Dornenkrone, einem Kreuz oder von Feuer umgeben dargestellt und sollte das Leiden Christi und seine Hingabe an die Menschheit verdeutlichen. Generell war das Herz die Verbindung zu Gott. Das eigene Herz für Gott zu öffnen und den Glauben mit ganzem Herzen zu leben, spiegelt dies wider. Da die Rolle der katholischen Kirche im Mittelalter eher bevormundend war, sollten die Gläubigen Askese und Buße tun. Ziel war es, das Herz zu reinigen und von weltlichen Begierden zu befreien. Die Praktiken hierzu waren so kreativ wie schrecklich zugleich. Analog zu den alten Ägyptern musste das Herz erleichtert werden, um ins Paradies zu kommen. Dies konnte bis zur Reformation auch durch den Ablassbrief geschehen.

Wir werfen noch einen kurzen Blick auf den asiatischen Kulturkreis und stellen fest, dass das Herz hier eine tiefgreifende und durchweg positive Bedeutung hat. Es ist nicht bloß Symbol für Liebe und Emotion – vielmehr ist es das Zentrum des Geistes und hat damit höchste Aufmerksamkeit verdient. In der Traditionellen Chinesischen Medizin (TCM) ist ein gesundes Herz ein hohes Ziel. Interessanterweise wird angenommen, dass das junge Herz besonders empfindlich ist und sorgsam behandelt werden muss. Je älter der Mensch wird, desto stärker wird auch das Herz. Das ist doch eine Sichtweise, die wir in der westlichen Denkweise gern übernehmen können. Wir sprechen in den westlichen Kulturen von Krankheiten und im asiatischen Raum liegt der Schwerpunkt im Vermeiden von Krankheiten. Eine gesunde Herzenergie, das *Qi*, wirkt sich positiv auf den gesamten Organismus aus. Körper, Geist und Seele in Einklang zu bringen, steht im Mittelpunkt des Handelns.

Die Literatur bedient sich sehr gern des Herzens. Vom Klassiker bis zum »Groschenroman« ist alles vertreten. Attribute, die wir alle mit dem Herzen verbinden, stehen im Mittelpunkt. Wer sich dem Thema nähern möchte, dem sei dieses Buch ans Herz gelegt: *Das Herz der Finsternis* von Joseph Conrad.

In der Musik findet man ebenfalls zahlreiche Lieder und Kompositionen, die das Herz als Symbol für Liebe und Sehnsucht darstellen.

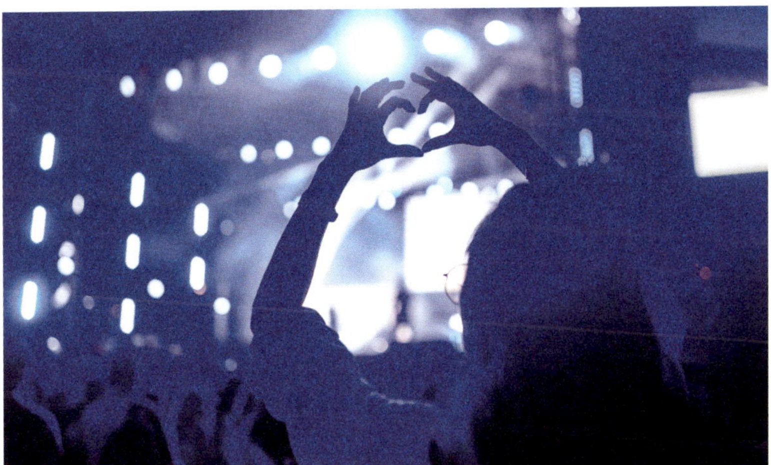

Das Herz als Symbol für Liebe und Sehnsucht ist allgegenwärtig.

José González verarbeitet in seinem Lied *Heartbeats* nicht nur im Rhythmus den Herzschlag, sondern auch der Liedtext beschreibt einen starken Herzschlag, der mit den Bildern von Träumen, Liebe und Sehnsucht verknüpft wird. Hören Sie diesen Song einfach einmal und tun Sie Ihrem Herzen etwas Gutes.

Heutzutage fällt einem nicht mehr auf, wie oft uns das Herz im Alltag begegnet. Ob in Logos, als Printmotiv auf Kleidungsstücken oder als Handzeichen – man kommt gar nicht mehr an ihm vorbei.

Wenn wir nun noch die Emojis dazunehmen, dann werden wir von Herzlichkeit nahezu erdrückt. Ein Stück Popkultur hat sich in den letzten Jahrzenten mit den Emojis verbreitet. Vor allem im Bereich der sozialen Medien ist eine Kommunikation ohne Herzchen nicht mehr denkbar. Mit den Herz-Emojis muss jedoch vorsichtig umgegangen werden, denn Missverständnisse sind an der Tagesordnung.

Wir sehen also: Das Herz ist nicht nur ein wichtiges – wenn nicht das wichtigste – Organ für unser Leben und Wohlbefinden, sondern auch ein bedeutendes Symbol in der Kulturgeschichte sowie Kommunikation der Menschheit.

Das Herz und der Tod

Pragmatisch gesehen ist der Tod das Ende unseres biologischen Lebens. Zu diesem Zeitpunkt stellen sich alle Körperfunktionen ein. Das Herz steht still und die Unumkehrbarkeit markiert das Ende des irdischen Lebens. Dieser Schlusspunkt ist zugleich die Quelle von Philosophie und Religionen und der Antrieb, das Leben zu

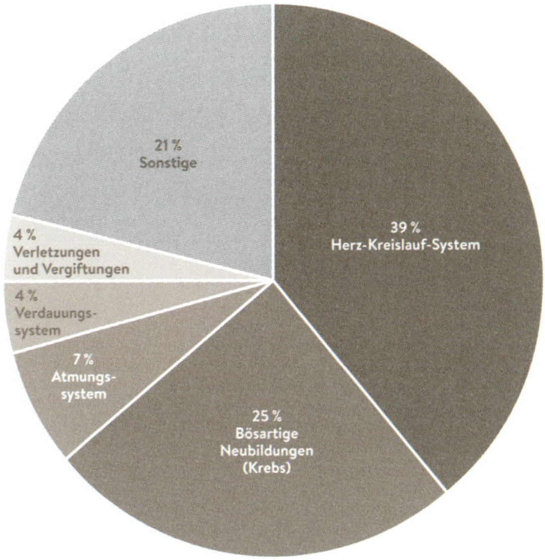

Herz-Kreislauf-Erkrankungen sind nach wie vor die Todesursache Nummer 1 weltweit, noch vor den Krebserkrankungen.

leben. Jeder Mensch versucht das auf seine persönliche Art und Weise umzusetzen: Die einen folgen einem Erklärungsmodell und richten ihr Leben danach aus, die anderen glauben an ein absolutes Ende. In allen Betrachtungen findet ein Übergang vom Leben zum Tod statt.

Es gibt allerdings die Geschichten von Menschen, die bereits einen Herztod erlitten hatten und wieder zurück ins Leben geholt werden konnten. Deren Beschreibungen des Übergangs und der Rückkehr sind rational schwer zu fassen. Manche berichten von einem hellen Licht, auf das sie sich zubewegt haben, andere schweben über ihrem eigenen Körper und entfernen sich.

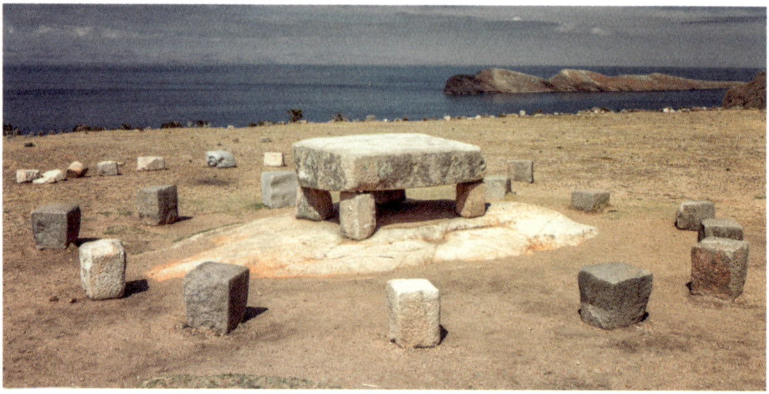

Rituelle Kultstätte der Inkas: Hier wurden sehr wahrscheinlich Menschenopfer dargebracht.

Wie wird der Herztod medizinisch definiert? Er steht dann fest, wenn der irreversible Verlust der Herzfunktion eintritt. Dies ist der Fall, wenn das Herz aufhört, regelmäßig zu schlagen, und auch keine Spontanaktivität mehr vorhanden ist. Die Folge davon ist, dass der Blutkreislauf zum Stehen kommt und die Sauerstoffversorgung nicht mehr gewährleistet ist – eine Kettenreaktion, die unweigerlich zum Tod führt. Jeder, der schon einen Erste-Hilfe-Kurs absolviert hat und die Puppe sozusagen zum Leben erwecken wollte, hat erlebt, welche Kraftanstrengung notwendig ist. Hier kann man ein Gefühl für das Kraftwerk bekommen, das ein Leben lang in uns schlägt. Diese Verantwortung über Leben und Tod hatte in vergangenen Zeiten nicht nur Medizinern, sondern auch Pfarrern, Barbieren, Zauberer und Zauberinnen, Medizinmänner und -frauen und anderen, selbst ernannte Sensenmännern, Ehrfurcht eingebracht. Immer jedoch war das Herz das Zentrum des Handelns, man denke nur an die skurrilen Methoden wie Glocken im Sarg oder Totenwachen mit Federn auf der

Brust oder am Mund, die dazu dienen sollten, die Unsicherheit des Übergangs ins Totenreich abzusichern. Es zeigt auch, dass, seit Menschen denken und handeln können, der Zeitpunkt des Todes religiös, spirituell und technokratisch gesehen wurde.

Spirituell hatte das Herz zum Beispiel auch bei den Inkas eine große Bedeutung, vor allem als Gabe für ihre Gottheiten. Damit wurde das den dargebrachten Menschenopfern entnommene Herz zum Mittelpunkt diverser Rituale.

Aber auch in der Religion des Westens war der Übergang in den Tod, oder vielmehr zum ewigen Leben, stark mit dem Herzen verbunden. Selbst nach dem Tod sollte das Herz eine Verbindung zu Gott aufrechterhalten. Vielleicht erklärt sich damit auch, warum das Herz vieler Herrscher und Herrscherinnen separat beigesetzt wurde. Speziell das Geschlecht der Habsburger verfolgte diese Tradition über Jahrhunderte.

Immer wieder geht es um den Zeitpunkt des Todes. Doch wann findet diese Überschreitung statt? Wenn das Herz stillsteht? Oder wenn die Hirnfunktion beendet ist? Der Versuch, den Menschen wieder ins Leben zurückzuholen, hat schon immer die Fantasien von Autoren befeuert. Mit dem Roman *Frankenstein* von Mary Shelley wurde 1818 eine Science-Fiction-Geschichte präsentiert, in der ein Wesen mit Strom zum Leben erweckt wurde. Der eine oder die andere hat vielleicht ein Bild im Kopf: Hier war richtig viel Strom vonnöten, um den Motor des Lebens zu aktivieren. Ein Blitz war die erste Wahl, und während bei der Wiederbelebung die Energie in den Körper geflossen ist, zerstörte diese Kraft nebenbei alles in nächster Umgebung.

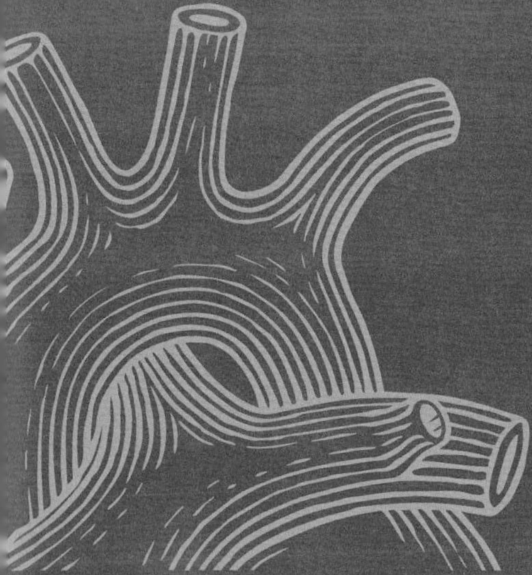

Kapitel 1

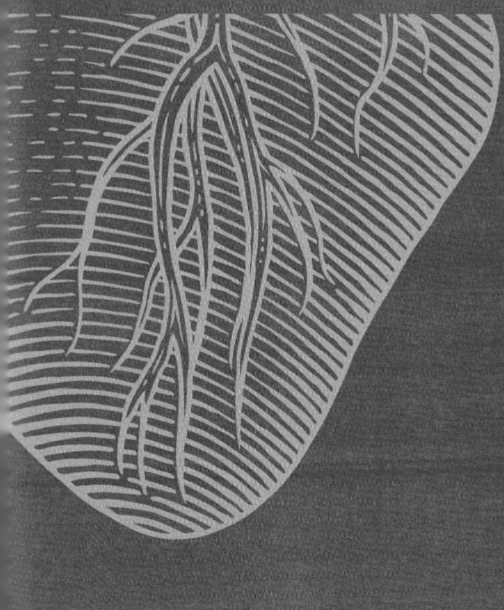

So funktioniert das *Herz*

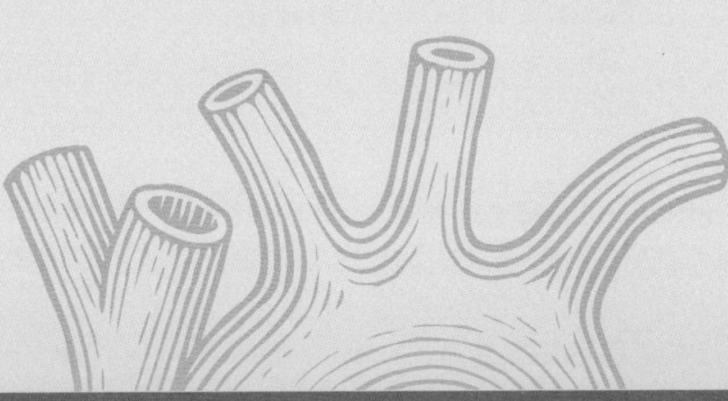

Genau hingeschaut: Das Herz unter der Lupe

Als Vater der Herzanatomie darf sich der arabische Arzt Ibn an-Nafis fühlen. Er war der Erste, der im 13. Jahrhundert das Herz anatomisch richtig beschrieb – und das ohne Sektion einer Leiche! Leonardo da Vinci lieferte uns im 15. Jahrhundert die ersten realistischen Abbildungen der Herzanatomie, freilich ohne die Bedeutung der einzelnen Strukturen erfassen zu können. 1628, also einige Zeit später, publizierte der Arzt William Harvey sein bahnbrechendes Werk *Über die Bewegung des Herzens und des Blutes bei Tieren*. Dieser leidenschaftliche Wissenschaftler gilt als Entdecker des Blutkreislaufs. Bis dato galt die Meinung von Galen, dem berühmtesten Arzt der Antike nach Hippokrates, das Blut werde in der Leber aus verdauter Nahrung ständig neu gebildet, und die Aufgabe des Herzens bestehe darin, es mit »Lebensgeist« anzureichern. Von dieser Stunde an begann man, Anatomie und Funktion des Herzens professionell zu erforschen. Heutzutage birgt das Herz kaum noch medizinische Geheimnisse. Oder etwa doch?

Die Form des Herzens: Kunst und Wahrheit

Früher, als noch mehr Innereien gegessen wurden, konnte man beim Metzger seines Vertrauens anatomische Studien betreiben. Leber, Nieren und manchmal auch ein Herz vom Schwein oder Rind waren in der Auslage zu betrachten. Wer beim verstohlenen Blick auf ein Herz allerdings auch die uns so vertraute Form erwartete, in etwa so, wie es frisch Verliebte in eine Baumrinde ritzen, war einigermaßen enttäuscht. Das Herz sieht eher wie ein auf der Spitze stehender Kegel aus. Die charakteristische Einkerbung, wie wir sie aus der Welt der Symbolik kennen, ist, wenn überhaupt, nur mühsam auszumachen. Unabhängig davon: Wer heutzutage noch die seltene Gelegenheit im Metzgergeschäft hat, sollte sich einmal die beiden Herzhälften, die Herzklappen und die großen Gefäße zeigen lassen. Es ist sehr beeindruckend. Nebenbei: Ein Rinderherz gilt als sehr zart und schmackhaft für den Verzehr. Außerdem ist es mager und reich an Coenzym Q10. Das ist allerdings nicht jedermanns Fall.

Doch kommen wir noch einmal von der Praxis zurück in die Theorie. Um das Herz in seiner Bedeutung sowie seine Funktionsstörungen und Krankheiten zu verstehen, ist ein grober Überblick über den Aufbau und die Funktion hilfreich.

Was für ein Gefühl war es, als du dein erstes menschliches Herz gesehen hast?

Das Herz als Organ hat mich schon immer beeindruckt. Im Studium im Anatomiekurs haben wir das Herz zunächst präpariert und dann aufgeschnitten. Das klingt martialisch, aber für uns Studierende war es ein unvergesslicher Moment. Die Herzkammern und vor allen Dingen die Herzklappen zu betrachten, machte uns sprachlos. Bis zum heutigen Tag hat dieses wunderbare Organ, der Motor unseres Körpers, für mich nichts an seiner Faszination verloren.

Die Lage des Herzens in unserem Körper

Das Herz schlägt links ist ein bekannter Buchtitel eines deutschen Politikers. Und tatsächlich nehmen wir unser Herz, sollten wir es überhaupt spüren, eher auf der linken Seite des Brustkorbes wahr. In Wahrheit liegt das Herz jedoch gut geschützt hinter dem Brustbein, also eher mittig. Wenn wir unsere rechte Hand zu einer Faust ballen und sie locker auf den unteren Anteil des Brustbeins legen, bekommen wir eine ungefähre Vorstellung von der Lage und Größe des Herzens im Brustkorb. Das Herz sitzt dem Zwerchfell auf und wird von den Lungenflügeln beidseits wie von einem Airbag umgeben. Durch die Rippen und die Wirbelsäule als zusätzliche Strukturen ist es dadurch rundum gut geschützt. Das Herz ist leicht nach hinten geneigt und in sich etwas verdreht; die Spitze zeigt daher nach links. Legen Sie sich doch einmal auf die linke Seite und halten Sie die Finger unterhalb der Brust an den Rippenbogen: Hier tasten Sie dann gut den Herzspitzenstoß, weil das Herz durch die Schwerkraft leicht nach links verlagert wird.

Wie wird das Herz an seiner Stelle gehalten? Gibt es Aufhängungen wie bei einem Motor im Auto?

Ja, tatsächlich hat das Herz einen Halteapparat. Es wird durch den Herzbeutel, die großen Gefäßstiele und elastische Membranen im Brustkorb fixiert. Nur die Herzspitze ist frei beweglich.

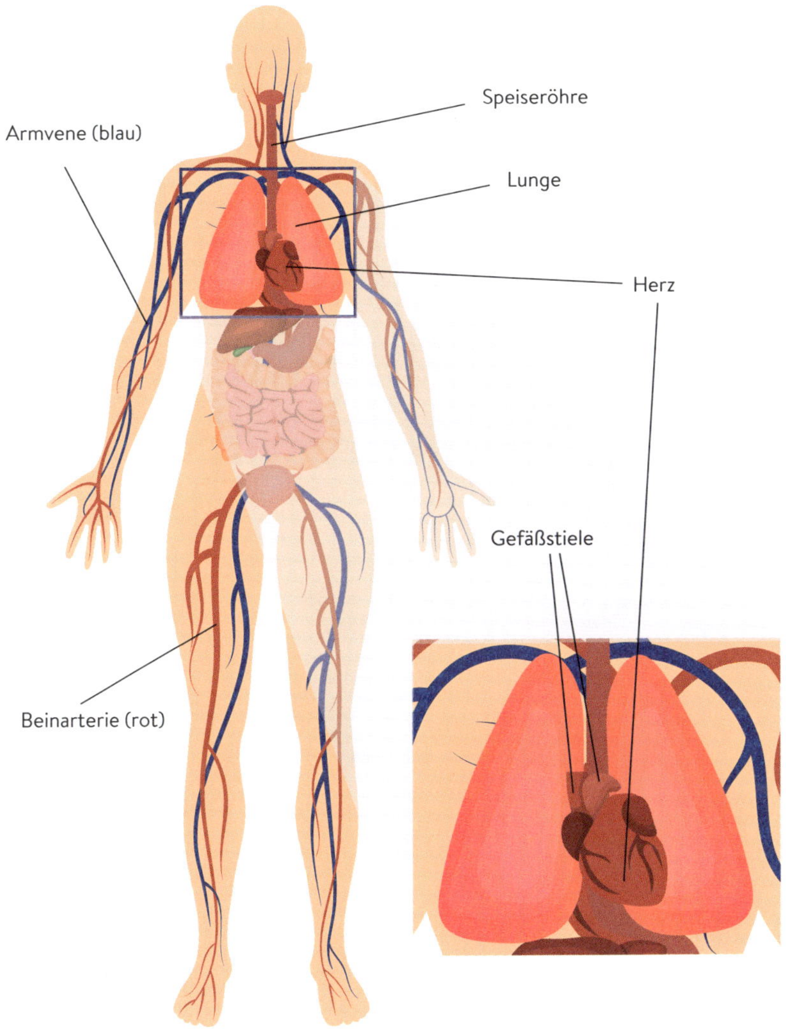

Das Herz liegt zwischen den Lungenflügeln und wird zudem unter anderem durch die Gefäßstiele gehalten, die sich von hier aus in den ganzen Körper ausbreiten.

Der Aufbau des Herzens

Das menschliche Herz ist ein sogenanntes Hohlorgan mit einem sehr komplexen Aufbau. Es ist etwa faustgroß, besteht überwiegend aus Muskulatur und wiegt zwischen 250 und 300 Gramm.

Getrennt durch die Herzscheidewand unterscheiden wir zwei Herzhälften, die jeweils aus einer Herzkammer *(Ventrikel)* und einem dazugehörigen Vorhof *(Atrium)* bestehen. Damit der Blutfluss immer in die gleiche Richtung läuft, befindet sich zwischen Vorhof und Kammer sowie an den Abgängen der zwei großen Gefä-

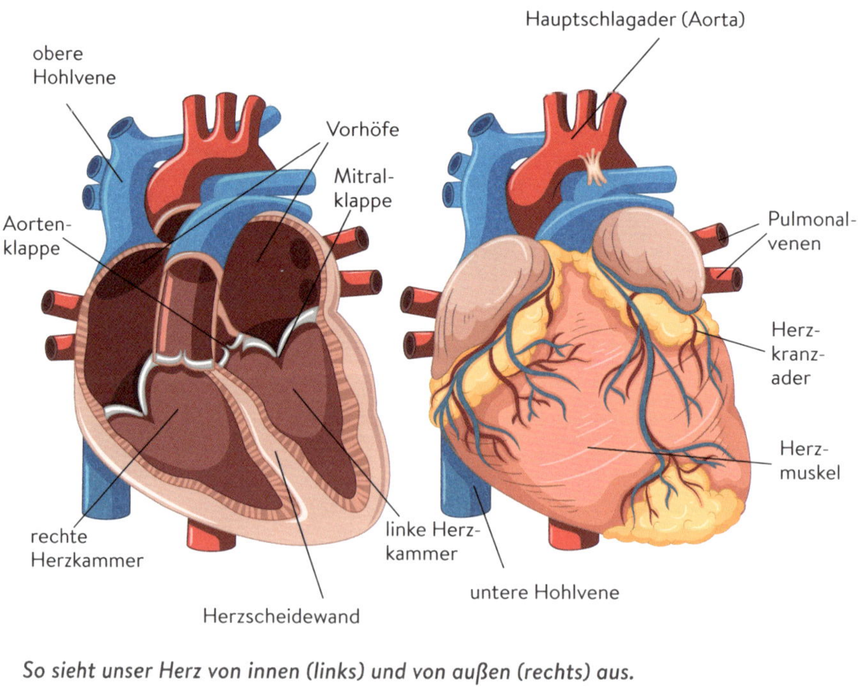

So sieht unser Herz von innen (links) und von außen (rechts) aus.

Wenn ein Mensch eine große Faust hat, hat er dann auch ein großes Herz?

Das wurde, glaube ich, bisher noch nicht wissenschaftlich erforscht. Die Faust gilt nur als Anhaltspunkt für die Größe des Herzens. Es ist jedoch davon auszugehen, dass Faustgröße und Herzgröße in den meisten Fällen korrelieren. Wenn das Herz über 500 Gramm wiegt, sprechen wir von einem kritischen Herzgewicht, weil dann die Blutversorgung des Herzens selbst durch die Gefäße nicht mehr ausreicht.

ße jeweils eine Herzklappe (Seite 38). Sie haben die Funktion von Ventilen und sind für eine reibungslose Herzfunktion unerlässlich.

Komplettiert wird das Herz schließlich durch die großen Gefäße, die Blut zum Herzen hinführen und davon wegleiten.

Wie gerade beschrieben, sind die beiden Herzkammern voneinander getrennt. Das wusste man früher jedoch nicht: Zumindest Galen, einer der berühmtesten Ärzte, die je gelebt haben (Seite 15), ging vor fast 2000 Jahren davon aus, dass das Blut durch kleine Poren in der Scheidewand die Seite wechselt. Nicht nur darin hat er sich geirrt. Aber wir wollen ihm keinen Vorwurf machen.

Die rechte und die linke Herzhälfte haben tatsächlich aber keinerlei Austausch und werden von der Scheidewand ohne eine einzige Pore getrennt. Dies hat seine Gründe. Der Weg des Blutflusses

Wie lassen sich die Gefäße in unserem Körper genauer erklären?

Sie kennen doch sicherlich die Phrase »Alle Wege führen nach Rom«. Rom galt lange Zeit als das Zentrum der Welt, und es war selbstverständlich, dass man über ein ausgetüfteltes Straßennetz noch vom entferntesten Punkt des Reichs irgendwann in Rom ankam. In unserem Körper ist das ganz ähnlich – man nennt aber die Straßen, die zum Herzen führen, Venen. Mit etwas Augenzwinkern können wir die Vena cava superior, *»obere Hohlvene«, als unsere* Via Appia *bezeichnen. So wie anhand des Straßennetzes nach Rom gelangt man über jede noch so kleine Vene irgendwann zurück zum Herzen.*

Gefäße, die vom Herzen wegführen, bezeichnet man dagegen als Arterien. Das Wort leitet sich übrigens – wie so viele andere auch – aus dem Griechischen ab und hat die ursprüngliche Bedeutung »anbinden« oder »anhängen«. Die größte Arterie in unserem Körper ist die Aorta. *Sie entspringt mit der Aortenwurzel, die wie eine kleine Zwiebel aussieht, aus dem linken Ventrikel, macht kurz darauf einen U-Turn (Aortenbogen) und läuft dann entlang der Wirbelsäule bis zum Becken hinunter.*

führt zunächst vom rechten Herz über die Lunge. Erst dann gelangt es zum linken Herz. Dieser Lungenkreislauf, oder auch kleiner Kreislauf genannt, enthält ausschließlich sauerstoffarmes Blut, das von den Venen aus allen Winkeln des Körpers zurücktransportiert wird. Ein direkter Übertritt von Blut in das linke Herz wäre kontraproduktiv, weil es die Passage in die Lunge versäumen würde, wo es mit Sauerstoff angereichert wird. Erst wenn dieser Vorgang abgeschlossen ist, macht die Rückkehr in das linke Herz Sinn. Über vier *Pulmonalvenen* strömt es in den linken Vorhof und von da weiter in die linke Kammer.

Es gibt jedoch krankhafte Verbindungen zwischen rechtem und linkem Herzen, sogenannte *Shunts*. Sie sind meist angeboren und benötigen, wenn sie zu groß sind, eine Operation. Und auch beim Embryo gibt es eine (diesmal gewollte) Verbindung zwischen rechts und links. Da der Fötus nicht atmet, spart sich das Blut den Umweg über die Lunge und fließt über eine kleine Öffnung im Vorhof *(Foramen ovale)* direkt auf die andere Seite. Diese Öffnung verschließt sich nach der Geburt in der Regel von selbst.

Warum brauchen wir eigentlich die Vorhöfe?

Die Vorhöfe dienen in erster Linie als Reservoir für das in die Herzkammer fließende Blut. Der Einstrom in die Herzkammern erfolgt jedoch zu 70 Prozent passiv durch Sogwirkung. 30 Prozent werden anschließend noch aktiv hineingepumpt.

Ein rotes Blutkörperchen geht auf Reisen

Kennen Sie noch den Film *Die Reise ins Ich* von Steven Spielberg aus dem Jahre 1987? Es ist ein Science-Fiction-Film, in dem ein Mensch miniaturisiert wird und eine Reise in einer Art U-Boot durch den menschlichen Körper antritt. Zugegeben: Wer den Film

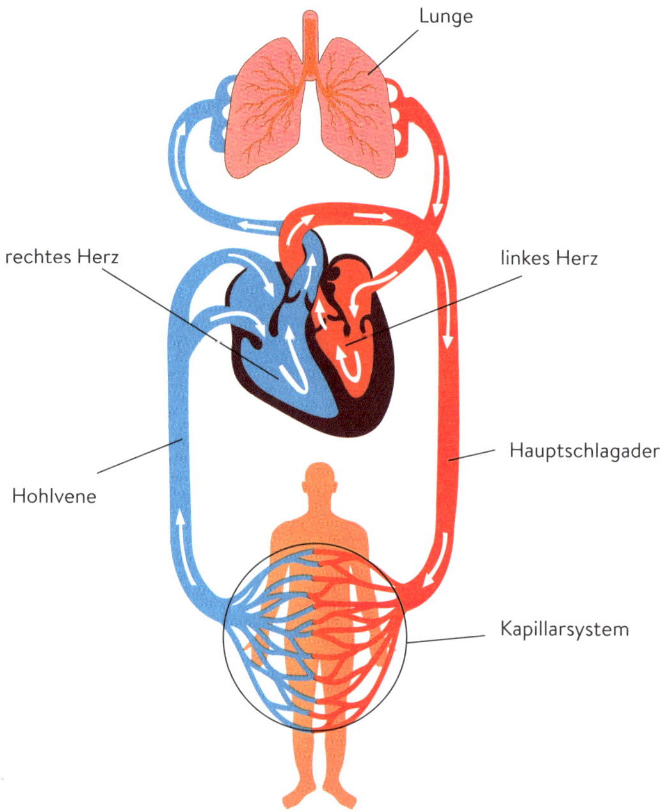

Über die Venen und das rechte Herz (blau) gelangt sauerstoffarmes Blut in die Lunge, von wo es über Arterien und das linke Herz (rot) mit Sauerstoff angereichert ins Gewebe transportiert wird.

nicht kennt, hat keine bedeutsame Bildungslücke, aber die Vorstellung, eine Reise durch den eigenen Körper anzutreten, ist irgendwie doch faszinierend. Nun, da wir eine gewisse Kenntnis bezüglich der Herzanatomie und des kleinen und des großen Kreislaufs erlangt haben, begeben wir uns einfach einmal in unser Gefäßsystem und begleiten nun – nein, nicht einen miniaturisierten Menschen, das wäre wirklich zu albern – aber vielleicht ein rotes Blutkörperchen *(Erythrozyt)* auf seiner Reise durch unseren Körper. Diese Zellen sind wesentlicher Bestandteil unseres Blutes und machen auch die rote Farbe aus.

Wie oben beschrieben, gelangt das rote Blutkörperchen vom rechten Herzen in die Lunge und nimmt dort Sauerstoff auf. Da die rechte Herzkammer es nur durch diesen kleinen Blutkreislauf gegen einen Druck von etwa 25 bis 30 mmHg (Millimeter Quecksilbersäule ist die Einheit zur Angabe von Druck) pumpen muss, ist sie etwas kleiner als die linke Kammer. Der linke Ventrikel ist größer und auch muskulöser, weil er den Blutdruck im großen Kreislauf überwinden muss, um Blut aus dem Herzen zu pumpen: Wir sprechen hier von 130 mmHg beim Gesunden. Starten wir am Aortenbulbus (das lateinische Wort *bulbus* heißt »Zwiebel«), also am Übergang der linken Herzkammer in die Hauptschlagader. Und tatsächlich ist der Abgang unserer Hauptschlagader zwiebelförmig geformt. Mit Schwung und einer Geschwindigkeit von vier Kilometern pro Stunde gelangt jedes rote Blutkörperchen von dort – übrigens bis zum Rand mit Sauerstoff beladen – hunderte von Verzweigungen passierend zunächst in kleinere und kleinste Schlagadern (Arterien) und gibt schließlich in einem sogenannten Haargefäß *(Kapillare)* seinen Sauerstoff an die Muskulatur ab. Anschließend gelangt es, vom Sauerstoff befreit, in den anderen Teil unseres Gefäßsystems, das für den Rücktransport verantwortlich ist: Wir sprechen von den Venen. Über kleinere und später größere Venen wird das Blutkörperchen dann bis in die untere Hohlvene *(Vena cava inferior)* gespült.

Weiter geht es mit unserer Reise durch den Kreislauf. In der Hohlvene angekommen, schwimmt unser Erythrozyt auch schon in den rechten Vorhof und von da in die rechte Herzkammer. Jetzt beginnt der Abschnitt des kleinen Kreislaufs. Über die *Pulmonal-*

Wie muss ich mir den Übergang zur venösen Seite vorstellen?

Die Kapillaren, unsere kleinsten Gefäße, sind mit dem bloßen Auge nicht zu erkennen und bilden ein feinstes Netz im gesamten Körper. Die gesamte Länge beträgt unglaubliche 97000 Kilometer. Wenn du mit beiden Händen jeweils deine Fingerspitzen berührst, kannst du dir bildlich vorstellen, wie das Kapillarsystem funktioniert. Der linke Arm beziehungsweise die linke Hand ist in diesem Bild die arterielle Seite. Dort, wo sich die Finger berühren, können Sauerstoff und Nährstoffe aus dem Blut ins Körpergewebe übertreten. Über die venöse Seite (rechte Hand und Arm) wird das Blut zurücktransportiert. Entdeckt hat das Kapillarsystem übrigens der Italiener Malpighi im 17. Jahrhundert. Mit dem damals bereits erfundenen Mikroskop konnte der Niederländer Leeuwenhoek 1688 erstmals den Übertritt eines Erythrozyten von der arteriellen auf die venöse Seite im Kapillarbett beobachten.

arterie geht es weiter in die Kapillaren der Lunge, die ungefähr 200 Quadratmeter an Fläche ausmachen. Hier wird der Erythrozyt wieder mit Sauerstoff beladen. Über die Lungenvenen geht es zurück in den linken Vorhof. Hier verweilt er einen kurzen Augenblick und wartet, dass sich die *Mitralklappe* öffnet. Kaum ist das geschehen, flutscht er in die linke Herzkammer und aus dieser schließlich wieder in den großen Kreislauf. Jetzt sind wir am Ausgangsort unserer Reise angelangt und der Weg beginnt aufs Neue. Diese Reise eines Erythrozyten dauert übrigens im Ruhezustand unseres Körpers gerade einmal eine Minute. Bei Anstrengung schafft es unser kleiner Erythrozyt sogar in 20 Sekunden. In seiner relativ kurzen Lebenszeit von 120 Tagen erreicht er damit 172 800 vollständige Passagen durch unseren Körper!

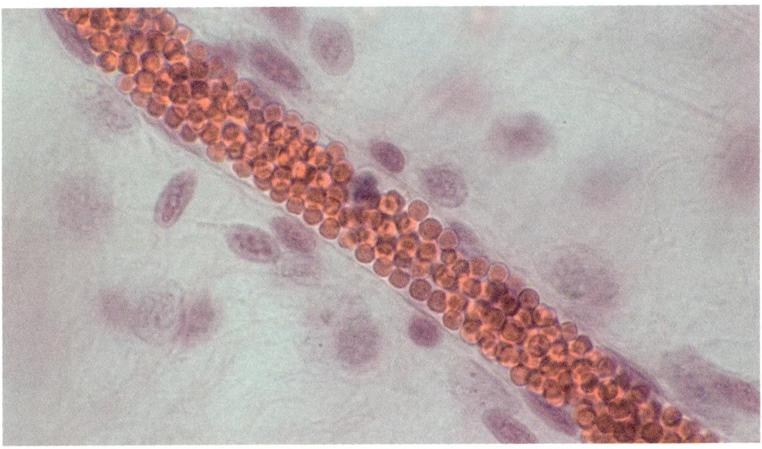

In dieser starken Vergrößerung kann man die einzelnen Blutkörperchen im Blutgefäß erkennen.

Warum haben Adlige »blaues Blut«?

Grundsätzlich gilt: Alle Menschen haben rotes Blut. Die Helligkeit des Blutes ändert sich jedoch mit dem Sauerstoffgehalt. Venöses Blut hat weniger Sauerstoff und wirkt daher deutlich dunkler als das hellrote arterielle Blut.

Vor allem bei hellhäutigen Menschen wirken tiefer gelegene Venen oft bläulich. Dieses Phänomen kann physikalisch erklärt werden: Die roten Lichtanteile des Blutes werden von der Gefäßwand und der Haut absorbiert. Die blauen Anteile dagegen nicht und deshalb können wir sie mit dem Auge wahrnehmen.

Adlige waren früher sehr bemüht, einen blassen Teint zu behalten. Daher stammt der Begriff »noble Blässe«. Man wollte sich damit auch äußerlich von den sonnengebräunten Gesichtern der Bauern abheben. Auf blasser Haut war die vermeintliche Blaufärbung des Blutes viel deutlich zu erkennen. Daher bezeichnete man vornehme, adlige Menschen als Blaublüter.

Ventile in unserem Herzen: Die Herzklappen

Welch wunderbare Erfindung ist doch das Ventil. Jedes Mal, wenn ich mein Fahrrad aufpumpe, wird mir der Sinn und Nutzen eines Ventils vorgeführt. Das größte Ventil der Welt befindet sich zwischen zwei Wasserwerken in den USA. Es ist zwölf Meter hoch und wiegt so viel wie 20 Elefanten (117 Tonnen). Wieso erzähle ich Ihnen das? Weil sich auch in unserem Herzen Ventile befinden, nämlich unsere Herzklappen. Schauen wir uns diese einmal genauer an:

Sie sind bindegewebig, zum Teil komplex aufgebaut und tun das, was die Aufgabe von Ventilen ist. Sie sorgen also dafür, dass das Blut immer in die richtige Richtung fließt. Alle Klappen öffnen und schließen sich passiv entsprechend der im Herzen vorhandenen Druckverhältnisse. Sie lassen das Blut geschmeidig passieren, verhindern aber einen Rückfluss in die Gegenrichtung. Dabei unterscheiden wir sogenannte Taschenklappen von Segelklappen. Die Aortenklappe ist zum Beispiel eine Taschenklappe. In der Entspannungsphase des Herzens *(Diastole)* füllen sich die nestförmigen einzelnen Taschen, die über halbmondförmige Ränder verfügen, mit Blut und legen sich einander an. Es ist kaum zu glauben, aber dieses so einfache System verhindert – eine gesunde Klappe vorausgesetzt – den Rückfluss zu 100 Prozent.

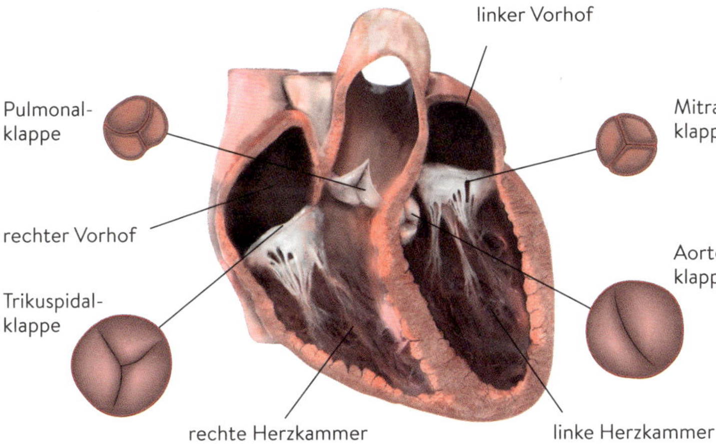

Die vier Herzklappen: Pulmonal- und Trikuspidalklappe im rechten, Aorten- und Mitralklappe im linken Herzen; Letztere wird von Sehnenfäden gehalten.

Funktionieren diese Klappen dauerhaft ohne Wartung oder gibt es dafür einen Wartungshinweis?

Mit der Zeit entstehen durch die permanente Beanspruchung der Klappen kleinste Verletzungen an den Rändern. Diese zunächst harmlosen sogenannten degenerativen Veränderungen können sich über Jahrzehnte hinweg im ungünstigsten Fall zu Klappenfehlern ausweiten. Einen Wartungsnachweis muss man nicht vorlegen. Aber ab 50 Jahren sollten alle paar Jahre deine Klappen durchgecheckt werden, um solche eventuellen »Abnutzungserscheinungen« festzustellen und im Auge zu behalten.

Stellen Sie sich folgende Szenerie vor: Sie sitzen auf einem großartigen Segelboot. Der lebhafte Wind weht um Ihre Nase, der Skipper hisst das Segel und mit einem typischen Geräusch entfaltet sich der Stoff des Segels und wird durch den Wind fast majestätisch zu seiner vollen Größe entfaltet. Mit der Mitralklappe, die man auch als Segelklappe bezeichnet, verhält es sich ganz ähnlich. Sie ist vom Aufbau deutlich komplexer als die Aortenklappe. Warum wird sie Segelklappe genannt? Weil das Blut die Herzklappe bei der Kontraktion der linken Kammer aufbläht, ähnlich wie der Wind das Segel auf unserem Segelschiff aufbläht. Die zwei entfalteten Segel in unserem Herzen legen sich aneinander und verhindern einen Blutrückfluss in den Vorhof. Damit sie nicht lose im Herzen umherflattern, werden sie ebenfalls analog zu unserem Schiff von Seilen, hier spricht man von Sehnenfäden, gehalten. Letztere sind wiederum in der Muskulatur des linken Ventrikels verankert.

Wie entstehen unsere Herztöne?

Unsere Herztöne werden durch das Schließen der Herzklappen erzeugt. Wenn man genau hinhört, sind es zwei verschiedene Töne, die mit einer ganz kurzen Pause aufeinanderfolgen: Der erste Ton entsteht beim Verschluss der Mitralklappe, der zweite beim Schließen der Aortenklappe. Beim Abhören kann die Ärztin oder der Arzt über veränderte Töne, sogenannte Herzgeräusche, Hinweise auf eine Herzklappenerkrankung bekommen.

Erst ich, dann die anderen: Blut fürs Herz

Unser Herz arbeitet permanent, 24/7, nonstop, mal mit enormer, mal mit weniger intensiver Anstrengung. Dafür benötigt es eine Menge Energie. Es ist also kein Wunder, dass es bei der Blutversorgung als klassischer Selbstversorger zunächst einmal an sich selbst denkt. Etwa vier Prozent der kursierenden Blutmenge – im Durchschnitt sind das fünf Liter insgesamt – sind für das Herz reserviert, also etwa 200 Milliliter. Die Herzkranzadern (Koronararterien, von lateinisch *coronarius*, »kranzförmig«) tragen ihren Namen wegen ihrer kranzförmigen Anordnung um das Herz herum. Es sind die ersten Gefäße, die aus der Aorta entspringen und das Herz mit Sauerstoff und wichtigen Nährstoffen versorgen (siehe Abbildung auf der nachfolgenden Seite). Nach dem Motto: Erst ich, dann die anderen. Der Rückfluss erfolgt dann wie im übrigen Körper über das venöse System (Herzvenen).

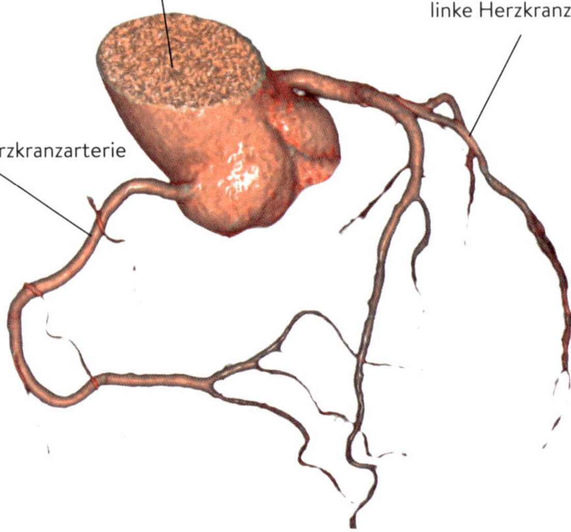

Die Herzkranzarterien entspringen an der Aortenwurzel, verlaufen kranzförmig auf unserem Herzen und versorgen es mit Blut (hier in einer speziellen Computertomografie dargestellt).

Verändert sich die Blutmenge im Laufe des Lebens?

Ja, das tut sie! Je größer wir werden, desto größer wird auch die Menge an Blut in unserem Körper. Allerdings hat ein Kind prozentual gesehen mehr Blut im Körper als ein Erwachsener. Die Blutbildung übrigens hat mit dem Herzen an sich nichts zu tun. Blutzellen werden hauptsächlich im Knochenmark produziert.

Ein kleines Wunder: Wie unser Herz arbeitet

Kennen Sie irgendeine Maschine, die es schafft, ohne Ersatzteil fast 100 Jahre Tag und Nacht zu arbeiten? Immer wenn ich das Herz sehr alter Menschen mit Ultraschall untersuche, kommt mir dieser Gedanke und mich erfasst dabei eine tiefe Ehrfurcht. Die Funktionsweise unseres Herzens gleicht einem Wunderwerk der Technik. Um einen reibungslosen Ablauf zu gewährleisten, müssen die Elektrik und die Mechanik des Herzens perfekt aufeinander abgestimmt sein.

Erregung des Herzens

Damit ein Herzschlag entsteht, brauchen wir wie beim Feuermachen eine Art Zündfunken. Beim Herzen ist dies natürlich keine Flamme, sondern ein elektrischer Impuls, der von einer Gewebestruktur abgegeben wird, die wir *Sinusknoten* nennen.

Was genau am Sinusknoten ist eigentlich verknotet?

Der Sinusknoten ist eigentlich gar kein Knoten, wie du ihn dir vorstellst, sondern eine Ansammlung von Zellen, welche die Eigenschaft haben, sich selbst erregen zu können. Diesen Vorgang nennt man Depolarisation *und er wird durch spezielle Ionenströme in der Zelle erzeugt.*

Dieser natürliche Herzschrittmacher befindet sich im rechten Vorhof an der Einmündung der oberen Hohlvene. Auf sein Signal hin breitet sich wie bei einem Lauffeuer die Erregung über beide Vorhöfe aus und bewirkt deren Kontraktion. Außerdem gelangen die Impulse zum sogenannten *Atrioventrikularknoten (AV-Knoten)* und mit etwas Verzögerung zu den beiden Herzkammern. Die Verzögerung sorgt dafür, dass sich Vorhof und Kammer nicht gleichzeitig kontrahieren. Die Erregung der beiden Herzkammern wird anschließend durch zwei Leitungskabel gewährleistet, die man nach ihrem japanischen Entdecker Tawara auch *Tawara-Schenkel* nennt. Den letzten Abschnitt bilden die *Purkinje-Fasern*. Auch hier hat sich ein Arzt mit seinem Namen verewigen können. Es sind die letzten Ausläufer unseres Leitungssystems. Von hier wird die Erregung direkt auf die Muskelzelle übertragen. Alle Muskelzellen sind miteinander verbunden. Wird auch nur eine erregt, führt das immer zu einer Kontraktion des ganzen Herzens. Im EKG (Elektrokardiogramm) werden übrigens sämtliche Abschnitte der Erregung des Herzens sowie deren Rückbildung *(Repolarisation)* dokumentiert.

Der Sinusknoten arbeitet aber nicht völlig unabhängig, sondern unterliegt in erster Linie dem Einfluss unseres autonomen Nervensystems – bestehend aus dem *Sympathikus* und *Parasympathikus*. Dieses Nervensystem reguliert die Erregung und damit die Herzfrequenz und ermöglicht so die Anpassung der Herztätigkeit an den wechselnden Bedarf unseres Körpers. Bei Stress, Anspannung oder körperlicher Tätigkeit wird der Sympathikus aktiviert und unsere Herzfrequenz steigt an. Beim Schlafen oder tiefer Entspannung ist der Parasympathikus dominant und unser Herz schlägt bei manchen weniger als 40-mal pro Minute.

Ein Bekannter hat einen Linksschenkelblock im EKG, was habe ich mir darunter vorzustellen?

Ein Schenkelblock ist ein Leitungsblock im Bereich eines Tawara-Schenkels. Wir unterscheiden Rechtsschenkelblock und Linksschenkelblock, je nachdem, welcher Schenkel betroffen ist. Die Herzhälften werden dann zeitlich unterschiedlich und nicht mehr synchron erregt. Der Kardiologe oder die Kardiologin erkennt dies im EKG und manchmal auch an der nicht koordinierten Herzmuskelbewegung im Ultraschall. Während der Rechtsschenkelblock auch bei Gesunden vorkommt, steckt hinter dem Linksschenkelblock oft eine Herzerkrankung.

Es ist übrigens ein gutes Zeichen, wenn unsere Herzfrequenz nicht starr bei einem Wert verharrt, sondern alltäglichen Schwankungen unterworfen ist. Diese sogenannte *Herzfrequenzvariabilität* wird zunehmend als Parameter für die Funktionsfähigkeit unseres autonomen Nervensystems und als Stressindikator herangezogen.

Der Herzschlag

Wenn wir von einem Herzschlag sprechen, meinen wir die Kontraktion des Herzens *(Systole)*. Die Kontraktion der linken Herzkammer ist dabei das Ergebnis von 6 Milliarden aktivierten Herzmuskelzellen. Dadurch wird Blut aus der Herzkammer in den Kreislauf gepumpt. Die Menge Blut, die das Herz pro Schlag verlässt, bezeichnen wir als Schlagvolumen. Es ist im Wesentlichen abhängig von zwei Faktoren: von der Füllung des Herzens mit Blut und von der Herzkraft. Insgesamt beträgt das Schlagvolumen 70 bis 100 Milliliter.

Für einen optimalen Herzschlag ist die zweite Phase des Herzzyklus mindestens genauso wichtig wie die Kontraktionsphase (Systole). Wir sprechen nun von der Füllung des Herzens und dafür ist die

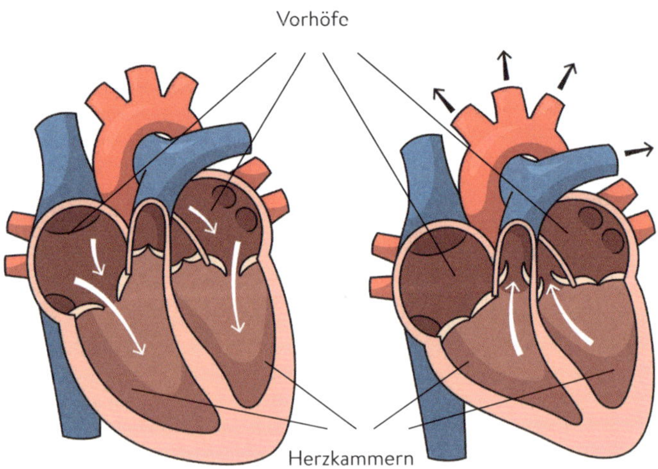

Bei der Diastole (links) strömt das Blut von den Vorhöfen in die Herzkammer, bei der Systole (rechts) aus den Kammern in die Blutgefäße und in den Blutkreislauf.

Entleert sich das Herz bei jedem Herzschlag vollständig?

Nein. Etwa 40 Prozent des Blutes verbleiben nach jedem Schlag in der Herzkammer. Nur etwa 60 Prozent werden tatsächlich ausgeworfen. Diesen Anteil nennen wir daher Auswurf- beziehungsweise Ejektionsfraktion (EF). *Anhand dieses Wertes wird unter anderem eine Herzschwäche eingeteilt. Viele Menschen erschrecken, wenn sie erfahren, dass ihre EF »nur« bei 60 Prozent liegt. Dies ist aber der Normalwert. Erst Werte unter 50 Prozent gelten als auffällig. Bei Werten unter 35 Prozent liegt eine schwere Einschränkung des Herzens vor.*

Entspannungsphase (Diastole) zuständig. In der frühen Phase der Füllung wird das Blut durch Kontraktion der Vorhöfe regelrecht in die linke Kammer gepumpt. In der späteren zweiten Phase fließt das Blut passiv durch eine Art Sogwirkung vom Vorhof in die Herzkammer.

Zusammengefasst: Für eine reibungslose Herzfunktion benötigen wir also beide Komponenten – Systole und Diastole. Unter normalen Bedingungen pumpt unser Herz etwa fünf Liter Blut pro Minute durch den Körper (sogenanntes Herzzeitvolumen). Je nach Trainingszustand kann das Herzzeitvolumen bei Belastung bis auf 36 Liter pro Minute gesteigert werden.

Kapitel 2

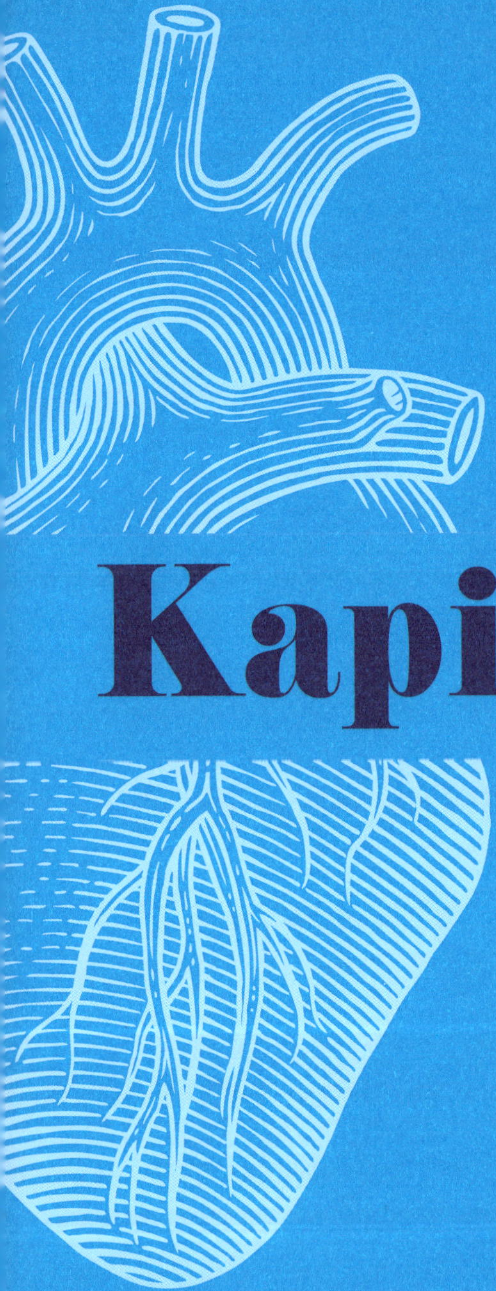

Die Feinde der Herz-gesundheit

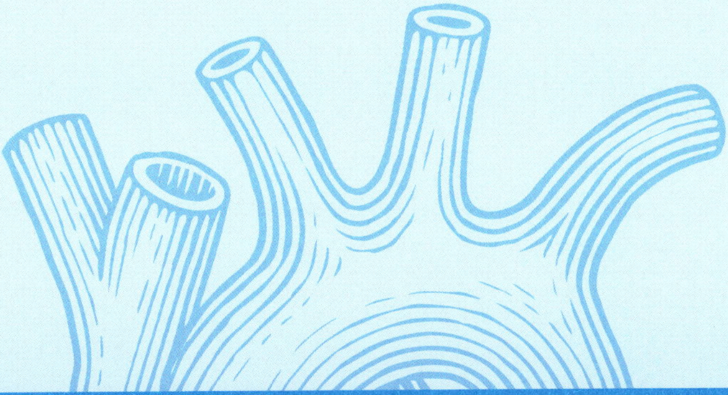

Erhöhte Gefahr

Risikofaktoren sind Faktoren oder Umstände, die die Wahrscheinlichkeit erhöhen, dass ein negatives Ereignis eintritt. Wenn Sie zum Beispiel einen Fallschirmsprung machen, gehen Sie Risiken ein, die entsprechende Folgen haben können. Beim Herzen verhält es sich ähnlich. Risikofaktoren bestimmen unsere Herzgesundheit. In diesem Abschnitt möchten wir die wichtigsten Risikofaktoren vorstellen. Sie gelten als die Feinde der Herzgesundheit, weil sie die Wahrscheinlichkeit, an einer Herzerkrankung zu versterben oder durch eine Herzerkrankung dauerhaft geschädigt zu werden, signifikant erhöhen.

Bewegungsmangel

Wenn wir Sie jetzt fragen würden, welcher Risikofaktor bezogen auf die Gesamtsterblichkeit einer Bevölkerung – noch vor dem Rauchen und dem Cholesterin – der wichtigste ist, dann hätten die wenigsten die richtige Antwort parat. Es ist der Bewegungsmangel. Allein durch Bewegungsarmut und die dadurch bedingte schlechte Fitness verdoppelt sich die Gesamtsterblichkeit der unsportlichen Menschen im Vergleich zu denen, die sich regelmäßig ausreichend bewegen.

Gefühlt leben wir in einer wortwörtlich bewegten Zeit. Egal, wo man hinkommt: Überall treiben Menschen Sport und optimieren nicht nur ihren Körper. Die sozialen Medien haben diese sportive Entwicklung noch weiter befeuert, sodass wir hier in Deutschland eigentlich topfit und körperlich gesund sein müssten. Schaut man sich allerdings die eine oder andere Studie an, so muss man feststellen, dass in Deutschland der Trend zum Sport überschaubar ist und eher abnimmt.

Eine Studie des IfD Allensbach zeigt beispielsweise, dass die absolute Zahl der Sportbegeisterten bei knapp 20 Millionen liegt, sich jedoch im Abwärtstrend befindet.[1] Im Vergleich dazu sind gut 50 Millionen Bundesbürger kaum oder nur mäßig an Sport interessiert; damit sind die Sportler und Sportlerinnen eine Minderheit, wie die 2023 erhobenen Zahlen zeigen. Wenn wir hier noch das Interesse an Fußball abziehen, dann bleibt eine überschaubare Begeisterung übrig.

Wir haben es den Medien und natürlich vor allem den sozialen Medien zu verdanken, dass die Wahrnehmung eine ganz andere ist: Man hat den Eindruck, geradezu alle Menschen machten Sport und seien dabei superfit. Supermen und Superwomen gibt es scheinbar vielfach in Deutschland. Der Körperkult kennt keine Grenzen. Dazu kommen unzählige Beratungsangebote in Form von Apps, Zeitschriften, Vorträgen und Kursen, die alle ein gutes Gefühl vermitteln. Doch das Gefühl alleine reicht nicht aus, um den Bewegungsmangel in den Griff zu bekommen. Es reicht auch nicht aus, den besten, den schönen und sportlichen Menschen, oder etwas moderner geschrieben den Influencern und Influencerinnen, zu folgen. Mehr Schein als Sein führt zu diesem verschobenen Bild.

Zu wenig Sport hat seinen Preis

Die Kosten unseres Gesundheitswesens betrugen nach Angaben des Statistischen Bundesamtes 2021 insgesamt 466 Milliarden Euro.[2] Das ist eine unglaubliche Zahl, die sich in den letzten 10 Jahren verdoppelt hat. Die volkswirtschaftlichen Folgen spüren alle Bürger und Bürgerinnen im Alltag; die finanziellen Belastungen nehmen einen wesentlichen Teil der individuellen Ausgaben ein. Im Vorteil ist, wer gesund bleibt. Krank sein muss man sich in unseren Tagen leisten können. Wir zahlen heute schon durchschnittlich 15 Prozent an Krankenkassenbeiträgen, um im Notfall versorgt zu sein.

Bei dieser Entwicklung ist es nicht verwunderlich, dass sich speziell Krankenkassen seit Jahren mit dem Thema Sport im Alltag beschäftigen. Die TK-Gesundheitskasse hat mit der Studie *Beweg dich, Deutschland* dargestellt, wie es um die Sportlichkeit der Deutschen steht. Das Ergebnis war ernüchternd: 30 Prozent der Befragten waren täglich weniger als 30 Minuten aktiv auf den Beinen unterwegs.[3] Der bewegte Mensch ist Geschichte. 1910 hat der Mensch im Durchschnitt 20 Kilometer am Tag zurückgelegt, heute sind es noch circa 400 Meter. Heute benötigen wir einen Schrittzähler und die Empfehlung, 10 000 Schritte zu gehen. Noch 1950 hatte die Bevölkerung diesen Wert erreicht, ohne Schritte zu zählen.

Körperliche Aktivität und ihre Gegenspieler

Die genannten Zahlen sind im Grunde erschreckend und zugleich eine Bestätigung für unsere Zeit. Es wird uns ziemlich leicht gemacht, faul zu sein. Angebote, in Bewegung zu kommen, werden vernachlässigt. Der Alltag bietet mehr Möglichkeiten, um bewegungslos zu sein. Wir sind ein Volk der Autofahrer und -fahrerinnen, jedoch ist Mobilität nicht mit Bewegung zu verwechseln. Gefühlt versuchen wir uns in eine bewegte Gesellschaft zu entwi-

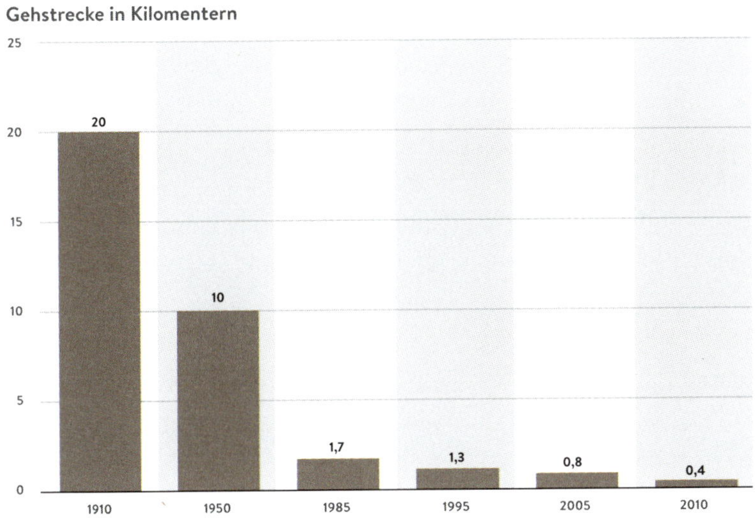

In den vergangenen 110 Jahren hat sich die Distanz, die eine Person zu Fuß zurücklegt, enorm reduziert.

ckeln, hierzu werden die Städte mit Geh- und Fahrradwegen umgestaltet. Der Protest lässt meist nicht auf sich warten. Wir sind in Deutschland noch ganz am Anfang dieser Reise. Es lohnt sich, einen Blick auf Länder wie Singapur zu werfen: Hier ist der Besitz eines Autos so teuer, dass die Anzahl der Fahrzeuge überschaubar bleibt. Im Gegenzug dazu schafft der Staat genügend Möglichkeiten, von A nach B zu kommen, und zwar zu Fuß, per Fahrrad oder mit perfekt ausgebauten öffentlichen Verkehrsmitteln. Es gibt einen Grundsatz in Singapur: Öffentliche Verkehrsmittel müssen von überall aus in nur zehn Gehminuten zu erreichen sein. Das sind zehn Minuten, die das Volk schon in Bewegung setzen. Diese Frage wollen wir in Deutschland aktuell nicht stellen. Unsere Infrastruktur lässt an vielen Stellen zu wünschen übrig und die Verfügbarkeit erreicht Jahr für Jahr Negativrekorde. Aber die Hoffnung auf eine bessere Infrastruktur stirbt zuletzt, und wer ab und zu auf Reisen ist, kann die positiven Aspekte in die Heimat mitbringen und individuell versuchen, das Beste daraus zu machen.

Auch die Entwicklung der Smartphones hat zu weniger Bewegung beigetragen. In den letzten Jahren ist die bewegungslose Ablenkung durch schnell verfügbare Medien unfassbar präsent geworden. Egal, wo wir uns befinden – ob in der Straßenbahn, am Flughafen, am Badestrand, im Restaurant oder in einer Bibliothek – entspricht die Quote der aktiv genutzten mobilen Endgeräte fast der Anzahl der Menschen. In Straßenbahnen, möchte ich behaupten, liegt diese Quote bei über 90 Prozent. Man lässt sich bewegen, um Informationen zu fressen. Die Option, eine Station früher auszusteigen, um vielleicht einen Kilometer zur Arbeit zu laufen, steht nicht zur Debatte. Lieber lesen wir auf unserem Handy, wie ein C-Promi auf Mallorca negativ aufgefallen ist, und lenken uns damit ab. Wissen Sie auf Anhieb, wie lange Sie zu Fuß für einen Kilometer benötigen? Wenn Sie diese Frage ad hoc beantworten können, dann sind Sie noch nicht in der Bewegungslosigkeit gefangen.

Schauen wir uns den Praxisalltag einmal genauer an. Jeder Kardiologe und jede Kardiologin in Deutschland betet täglich das Gebet der Bewegung herunter. Patienten und Patientinnen lassen es über sich ergehen und bei manchen von ihnen besteht – abhängig vom Schweregrad der Erkrankung und der naheliegenden Katastrophe – die Chance, dass sich etwas ändert.

Bewegungsmangel ist eine Volkskrankheit, die nur in einer gemeinsamen Kraftanstrengung gelöst werden kann. Jede und jeder Einzelne muss einen Beitrag leisten, vom Staat bis zum Individuum zählen gute Ideen und Konzepte, damit wir alle Angebote annehmen und vielleicht an der einen oder anderen Stelle digitales Detoxing betreiben.

Ungesunde Ernährung

Vielleicht stellen Sie sich nun die Frage, wie man Ernährung und Rauchen in einem Kapitel abhandeln kann. Die Gründe liegen auf der Hand, denn auch die Ernährung wird in unseren Tagen immer mehr zu einer Belastung für unseren Organismus, genauso wie das Rauchen.

In früheren Zeiten war der Kalorienverbrauch deutlich höher. Der Mensch arbeitete in der Landwirtschaft und war täglich in körperlich anspruchsvollen Tätigkeiten gebunden. Wären wir im Mittelalter unterwegs, dann würden wir 4000 Kilokalorien am Tag verbrennen. Der nächste harte Schnitt kam mit der industriellen Revolution: Unser Kalorienbedarf sank, da neue Jobs entstanden sind. Das Fließband bewegte sich, dafür stand der Mensch still. Henry Ford und die Arbeitsteilung lassen grüßen. Nichtsdestotrotz befand sich die Gesellschaft noch in Bewegung und der Kalorienbedarf war im Vergleich zu heute sehr hoch. Mit dem Computerzeitalter änderte sich unsere Welt nochmals massiv. Durch die sitzenden Tätigkeiten ist unsere Energiebilanz negativ geworden: Wir verbrauchen weniger als wir leisten. Parallel dazu entwickelte sich auch die Nahrungsmittelindustrie – jedoch leider in eine negative Richtung, denn der Anspruch stieg, vor allem günstige und einfache Lebensmittel herzustellen. Wobei der Begriff Lebensmittel hier irreführend sein könnte, denn hier lebt nichts mehr. Das

Fast Food war erfunden und die Welt fuhr und fährt mit dem Auto direkt ins Restaurant. Die wichtige Regelmäßigkeit der Nahrungsaufnahme, die über Jahrtausende trainiert und entwickelt wurde – Frühstück, Mittagessen und Abendessen – wurde aufgeweicht. Mit der Option, immer und überall an schnelles Essen zu kommen, befördert durch die anerzogene Bequemlichkeit, ist ein Trend gesetzt worden, der in letzter Konsequenz nur im Übergewicht enden konnte. Heute benötigen wir viel weniger Energie, um unseren Alltag zu bewältigen. Wir ziehen keinen Pflug über den Acker und gehen auch nicht mehr zu Fuß zur Arbeit.

Die Rolle von Kalorien

Lassen Sie uns nun zurückkommen in die Gegenwart und einen normalen Alltag in Deutschland rekonstruieren. Sie stehen auf und trinken einen Kaffee mit Milch, es gibt ein gesundes Musli und der Weg zur S-Bahn führt am Bäcker Ihres Vertrauens vorbei. Dort kaufen Sie noch schnell ein belegtes Brötchen und einen Kaffee zum Mitnehmen. Der Vormittag im Büro läuft oder vielmehr sitzt sich gut. Für das »Zehn-Uhr-Loch« greifen Sie noch schnell nach einem Riegel und zur Mittagspause geht's in die Stadt. Das Imbissangebot ist unüberschaubar und Sie landen bei einem stylishen Burger mit Pommes und etwas Salat. Dazu trinken Sie natürlich ein Wasser. Nachmittags im Büro verhindern Sie Ihre Unterzuckerung mit einem Stückchen Kuchen, den die Kollegin zu ihrem Jubiläum mitgebracht hat, und natürlich einem Kaffee mit etwas Zucker. Auf dem Heimweg nehmen Sie sich noch eine Fertigpizza für den Abend mit – etwas zu kochen wäre jetzt doch zu aufwendig. Der Tag ist geschafft! Wer als Maurer oder Maurerin acht Stunden auf dem Bau gearbeitet hat, hätte nun eine fast ausgeglichene Energiebilanz. Da Sie aber außer Verantwortung nicht sehr viel tragen mussten, fällt Ihre Bilanz schlecht aus. Die Folge: ein Kalorienüberschuss. Die Konsequenz: Übergewicht und ein überlastetes Herz-Kreislauf-System.

Jetzt kann sich der eine oder die andere brüskiert zu Wort melden und behaupten: »Fertigpizza esse ich nicht!« Doch die Statistik zeigt, dass in Deutschland jährlich etwa 400 000 Tonnen Tiefkühlpizza verzehrt werden. Die Zahl hat sich in den letzten 15 Jahren verdoppelt.[4]

Die gute Nachricht ist, dass wir in Deutschland nicht zu den Übergewichtigsten gehören. Länder wie Chile, die USA oder auch Rumänien liegen hier noch über uns. Die schlechte Nachricht aber ist: Die Werte für Deutschland sind trotzdem viel zu hoch. Im internationalen Vergleich liegen wir mit einem Anteil an Übergewichtigen von gut 50 Prozent der erwachsenen Bevölkerung im Mittelfeld. Knapp über uns steht Portugal mit 53,5 Prozent und Spitzenreiter im positiven Sinne ist die Bevölkerung in Korea mit nur 30,6 Prozent.[5] Damit ist Übergewicht ein Thema, das uns alle angeht. Die volkswirtschaftlichen Kosten sind unermesslich hoch und steigen immer weiter. Nahezu jeder weiß mittlerweile, wie über den BMI (*Body-Mass-Index*) eine Einordnung der eigenen Werte möglich ist. Dieses Wissen nützt jedoch nichts, wenn es kein konsequentes Handeln nach sich zieht.

Rauchen: Vergiftung der Blutgefäße

Doch nicht nur über die Ernährung führen wir unserem Körper Schadstoffe zu. Auch andere sogenannte »Genussmittel« bergen Gefahren, vor allem das Rauchen - ein weiteres Laster der Nation, das mit gravierenden Folgen für unser Herz einhergeht. Glücklicherweise nimmt der Konsum weltweit ab, jedoch bleibt festzustellen, dass Stand 2020 981 Millionen Raucher und Raucherinnen dieser Sucht erlegen sind, das ist fast jeder siebte Mensch auf dieser Welt.[6] Jede oder jeder Siebte erhöht also das eigene Risiko, ein Herzproblem zu bekommen. Kampagnen zeigen sicherlich ihre Wirkung: Wir werden an der Supermarktkasse sehr prägnant darauf gestoßen oder der öffentliche Raum für Rauchende wird stark eingeschränkt. Dennoch sind die absoluten Zahlen nach wie vor sehr hoch und geben immer wieder Anlass zur Sorge.

Stellen Sie sich vor, Sie manövrieren mit Ihrer schönen neuen Jacht durch eine Schleuse, die immer enger wird. Die Folge: Das Boot wird immer schneller, Sie können es nicht mehr steuern und die Seitenwände Ihrer Jacht werden abgeschrammt. Wenn Sie nun die Wahl hätten, in diese Schleuse einzufahren, würden Sie sich doch dagegen entscheiden, oder? Mit jeder Zigarette geschieht in unserem Körper ein ähnlicher Vorgang, weil sich dabei die Arterien verengen und der Blutdruck steigt – und das ist nur die Momentaufnahme. Langfristig betrachtet ist die Wirkungskette mannigfaltig: Entzündungsprozesse und Ablagerungen bilden sich und können zu verheerenden gesundheitlichen Schäden führen.

Arterielle Hypertonie

Unser Blutdruck ist Garant für eine ausreichende Versorgung unseres Organismus mit Blut und Nährstoffen. Der Körper passt unseren Blutdruck an unseren Bedarf an. Bei Anstrengung und Aufregung steigt er in der Regel an, während er im Schlaf absinkt.

Die *arterielle Hypertonie*, meist bekannt als Bluthochdruck, ist unsere Volkskrankheit Nummer eins. Von dieser Erkrankung sind weltweit Hunderte Millionen von Menschen betroffen – in Deutschland sind es circa 20 Millionen.[7] Das ist fast jeder vierte. Bei Menschen über 70 Jahren sind sogar drei von vier Personen betroffen! Arterielle Hypertonie gilt als einer der Hauptrisikofaktoren für Herz-Kreislauf-Erkrankungen wie Herzinfarkt und Schlaganfall.

Die genauen Ursachen für die arterielle Hypertonie sind nicht bekannt. Sowohl genetische als auch umweltbedingte Faktoren scheinen eine große Rolle zu spielen, außerdem Alter und Geschlecht. Übergewicht, eine ungesunde Ernährung, Bewegungsmangel, Rauchen und übermäßiger Salz- und Alkoholkonsum gelten als Risikofaktoren, die zu einem erhöhten Blutdruck führen können. Selten ist der hohe Blutdruck Folge einer anderen Erkrankung: In erster Linie kommen dabei Nierenerkrankungen und Störungen der Schilddrüse beziehungsweise des Hormonhaushalts in Betracht. In diesem Fall sprechen wir von einer sekundären Hypertonie.

Ein erhöhter Blutdruck muss nicht zwangsläufig Symptome verursachen. Daher wussten die meisten Menschen früher nichts von ihrer Krankheit, bevor die Diagnose gestellt wurde. Blutdruck wurde selten gemessen und den (aus heutiger Sicht erhöhten) Werten wurde keine richtige Bedeutung beigemessen. Heute ist das glücklicherweise anders. 80 Prozent der Betroffenen wissen mittlerweile von ihrer Erkrankung. Und – was noch wichtiger ist – 88 Prozent der Betroffenen, die davon wissen, lassen sich behandeln. Leider müssen wir auch etwas Wasser in den Wein kippen: Nur etwa 75 Prozent von ihnen erreichen unter Therapie die empfohlenen Richtwerte.[8] In der Tabelle ist die Einteilung der Hypertonie genannt. Von einer Hypertonie spricht man bei Werten von mehr als 140/90 mmHg, die (mehrfach) in sitzender Position in der Arztpraxis gemessen werden. Genauere Informationen zu den empfohlenen Blutdruckwerten finden Sie in Kapitel 5.

Wenn die arterielle Hypertonie länger unbemerkt bleibt, kann dies langfristig zu schweren gesundheitlichen Komplikationen führen. Dazu gehören vor allem Schädigungen der Blutgefäße, des Herzens, des Gehirns und der Nieren.

Cholesterin

Vor über 100 Jahren machte der russische Pathologe Nikolai Anitschkow eine bahnbrechende Entdeckung. Nachdem er Kaninchen mit einem cholesterinreichen Öl gemästet hatte, konnte er in deren Gefäßen Ablagerungen und Verkalkungen nachweisen. Die Idee, dass Cholesterin unserer Gesundheit schadet und insbesondere für die Gefäße gefährlich ist, war geboren. Wie so oft bei Wissenschaftlern und Wissenschaftlerinnen, die völlig neue Wege beschreiten – zu nennen wären beispielhaft Galileo Galilei

Die gesündesten Menschen

Im Fachjournal *The Lancet* beschrieben Forscher, dass die Ureinwohner aus dem Amazonasgebiet in Bolivien die herzgesündesten Menschen seien, die bisher untersucht wurden. Ein 80-jähriger Ureinwohner hatte Blutgefäße, die mit denen eines 50-Jährigen aus den USA vergleichbar waren. 705 Mitglieder des Tsimane-Stammes hatten sich bereitwillig untersuchen lassen. Das Ergebnis war überwältigend: 85 Prozent der Ureinwohner und Ureinwohnerinnen im Alter zwischen 40 und 94 Jahren hatten kein erhöhtes Risiko für Herzerkrankungen. In den USA konnten sich dagegen nur 14 Prozent der entsprechenden Altersgruppe glücklich schätzen.[9]

Was war das Geheimnis dieses indigenen Volkes? Viel Bewegung, wenig Salz und wenig gesättigte Fettsäuren in der Nahrung, viele Ballaststoffe und natürlich kein Zigarettenrauch. Dieses Beispiel verdeutlicht den Einfluss von Umweltfaktoren und Lebensstil auf unseren Blutdruck.

oder Albert Einstein – war Anitschkow zeit seines Lebens großen Anfeindungen ausgesetzt. Spätestens in den 1980er-Jahren wurde er rehabilitiert, als eine große Studie an der Bevölkerung der Kleinstadt Framingham zeigte: Wer ein hohes LDL-Cholesterin aufweist, erleidet häufiger einen Herzinfarkt oder einen Schlaganfall (LDL steht für *low density lipoprotein*, das »schlechte« Cholesterin). Heute gilt die cholesterinsenkende Therapie als die am besten nachgewiesene Therapie in der Herz-Kreislauf-Medizin überhaupt. Allerdings sind längst noch nicht alle Fragen zum Thema Cholesterin geklärt. Dies hat ebenfalls Tradition. Nachdem sich die Meinung durchgesetzt hatte, dass zu viel Cholesterin gefährlich ist, versuchte man, mit der Empfehlung einer cholesterinarmen Nahrung dem potenziellen Schaden entgegenzuwirken. Das so geliebte Frühstücksei wurde an den Pranger gestellt. Zur selben Zeit bekannte ein Amerikaner mit 88 Jahren mit besten Cholesterinwerten 1991 in der Fachzeitschrift *New England Journal of Medicine*, er esse seit Jahrzehnten 25 Eier täglich. Seine Gefäße hatten darunter offensichtlich nicht gelitten.

Heute kennen wir des Rätsels Lösung: Entscheidend für unseren Cholesterinspiegel ist nicht die Menge, die wir mit der Nahrung aufnehmen, sondern das Cholesterin, das der Körper selbst produziert. Das wiederum ist genetisch festgelegt. Selbstverständlich

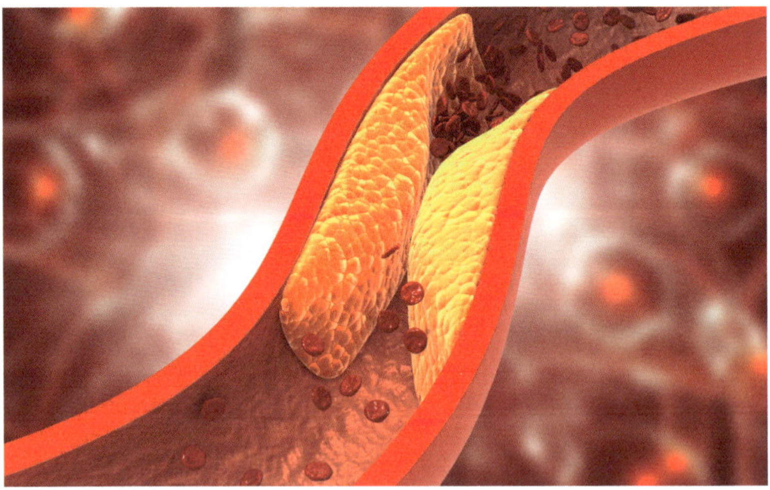

Cholesterinplaque in einer Herzkranzader versperrt dem Blut den Weg.

Welche Cholesterinanteile sind im Blut vorhanden?

Blut besteht bekanntlich hauptsächlich aus Wasser. Es kann also keine Fette auflösen. Wir brauchen daher spezielle Transporteiweiße, um das Fett zu den Organen zu transportieren. Wenn wir eine Schweinshaxe essen, wird das darin erhaltene Fett im Darm aufgenommen und in Form von sogenannten Triglyceriden *zur Leber transportiert. Die Leber dürfen wir uns als Stoffwechselfabrik vorstellen. Dort werden daraus* Very Low Density-Lipoproteine *(VLDL) hergestellt. Diese liefern die Fette im Gewebe ab und verwandeln sich dadurch in LDL. Für den Rücktransport von überschüssigem Cholesterin in die Leber ist das HDL verantwortlich. Zudem gibt es das Lipoprotein a (LPa). Auch dies ist ein Transportprotein für Cholesterin. Ein erhöhter Spiegel geht mit einem erhöhten Herz-Kreislauf-Risiko einher, ist erblich bedingt und lässt sich durch Ernährung leider nicht beeinflussen. Medikamente zur Senkung des LPa sind aktuell in Erprobung.*

sollten wir dennoch auf unsere Fettaufnahme mit der Nahrung achten und vor allem die richtigen und gesunden Fette konsumieren. Neben dem bisher so kritisierten Verzehr von Eiern fiel über die Jahre ein weiterer Mythos der Wissenschaft zum Opfer. Die Annahme, dass ein hoher HDL-Cholesterinspiegel die negativen Auswirkungen des schädlichen LDL-Cholesterins neutralisieren kann, konnte in mehreren Studien nicht belegt werden (HDL steht für *high density lipoprotein*, das »gute« Cholesterin). Insofern erübrigt sich auch die Bestimmung des LDL/HDL-Quotienten, der leider immer noch routinemäßig von Laboren bestimmt wird.

Bei keinem anderen Medikament in der Kardiologie gibt es solche Vorbehalte wie bei den sogenannten Statinen. Dabei ist der Nutzen dieser cholesterinsenkenden Medikamentengruppe bei über 100 000 Patienten und Patientinnen in zahlreichen klinischen kontrollierten Studien nachgewiesen. Über manche Zielvorgaben (wie hoch der Cholesterinwert bei gewissen Erkrankungen maximal liegen darf), kann man sich streiten. Es ist nicht die Aufgabe unseres Ratgebers, in diese Diskussion einzusteigen. Aber eine Tatsache sollten Sie immer im Hinterkopf haben: Je niedriger Ihr LDL-Wert im Blut ist, desto geringer ist Ihr Herz-Kreislauf-Risiko.

Dauerstress

Wann haben Sie das letzte Mal mehrere Tage nichts getan? Meditieren Sie regelmäßig oder sind Sie eher der Typus Waldspaziergang? Ihr Alltag läuft also entspannt ab und Ihr Job kann Ihnen nichts anhaben. Sie ruhen in sich und wissen immer etwas Sinnvolles mit sich anzufangen. Dann gehören Sie nicht zu den vielen Burn-out-Betroffenen, die in den letzten Jahren krankgeschrieben oder in ärztlicher Behandlung waren. 2021 waren laut Statistischem Bundesamt circa 194 000 Menschen von einem Burn-out betroffen.[10] Die Dunkelziffer dürfte hoch sein. Die Auswirkungen auf unsere Gesellschaft sind beängstigend. 4,8 Millionen Krankheitstage stellen eine unvorstellbare, fast volkswirtschaftlich relevante Zahl dar.[11] Übrigens ist der Begriff Burn-out nicht allzu neu, der Psychoanalytiker Herbert J. Freudenberger beschrieb damit bereits in den 1970er-Jahren einen Zustand der geistigen und körperlichen Erschöpfung, der durch lang anhaltenden Stress, speziell in Zusammenhang mit der Arbeit, entstehen kann.

Warum sind wir gerade in der heutigen Zeit, in der Work-Life-Balance in aller Munde ist, immer gestresster?

Es gibt viele Gründe dafür, warum der Mensch von heute sich immer öfter massiv unter Druck gesetzt fühlt. Offiziell arbeiten wir zwar immer weniger, jedoch sind die Anforderungen an den Einzelnen stark gestiegen – in weniger Zeit muss mehr geleistet werden. Die Technologie unterstützt diesen Effekt zusätzlich, sodass hier nicht mehr vom einstigen Segen der Technik gesprochen werden kann. Überlaufende E-Mail-Postfächer und permanente Verfügbarkeit über das Smartphone bauen den Stress immer mehr auf. Diese gesellschaftliche Entwicklung setzt viele mental und finanziell unter Druck. Im sprichwörtlichen Hamsterrad vergeuden und verbrennen wir unsere Energie.

Jetzt sagt die eine oder der andere vielleicht: »Das ist schon ein wichtiges Problem, aber was hat das mit meinem Herzen zu tun?« Unser Herz liebt Harmonie und genießt stressfreie Zeiten. Mit anhaltendem negativem Stress erhöht sich der Blutdruck und die Entzündungswerte steigen. Das sind die primären Angriffspunkte unseres Feindes Dauerstress. Stress führt indirekt auch zu den schon besprochenen negativen Auswirkungen auf unsere Herzgesundheit: Rauchen, ungesunde Ernährung und Bewegungsarmut bekommen eine »Chance«.

Darum ist Stress in jeglicher Form zu vermeiden – egal ob bei der Arbeit, in der Familie, durch übertriebenen Medienkonsum oder gesellschaftliche Zwänge. Herzstark ist, wer besonnen handelt und nicht mit dem Kopf durch die Wand geht, um seine Stärke zu untermauern.

Kapitel 3

Wenn sich das *Herz* zu Wort meldet

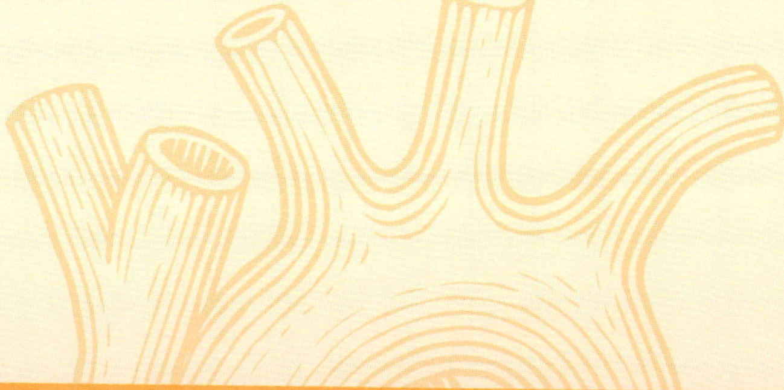

Kommt denn alles nur vom Herzen?

Menschen suchen häufig erst dann ärztlichen Rat, wenn Beschwerden – also Symptome – vorliegen. Diese Symptome sind häufig sehr unangenehm, entweder aufgrund der damit verbundenen Beschwerden oder weil sie Angst erzeugen. Meist braucht es beides, um die Mühe eines Praxisbesuchs auf sich zu nehmen. Hier ist ein Beispiel: Ein Mückenstich macht Symptome, einen lästigen Juckreiz. Aber würden Sie deshalb zur Ärztin oder zum Arzt gehen? Sicher nicht. Das Problem ist, dass der medizinische Laie zwar einen Mückenstich in puncto Gesundheitsrisiko einschätzen kann, bei Symptomen, die man nicht kennt oder die anscheinend mit dem Herzen zu tun haben, verhält es sich jedoch anders.

Wenn wir die Redewendung »Es kommt von Herzen« verwenden, möchten wir unserem Gegenüber eine besondere Empfindung und Verbundenheit ausdrücken. Von jedem Menschen hören Sie das gern, außer von Ihrer Ärztin oder Ihrem Arzt, wenn es um die Beurteilung Ihrer Symptome geht. Statt einer positiven Emotion empfindet man Angst. Ich kann Ihnen zur Beruhigung mit der Erfahrung aus fast 30-jähriger Praxisarbeit mitgeben: Viele Symptome, die mir Betroffene in der kardiologischen Praxis schildern, kommen eben nicht »vom Herzen«.

Die Gretchenfrage, die sich stellt, ist: Welche Symptome sind gefährlich und welche Symptome kann man eher vernachlässigen? Gibt es neben dem Herzen andere Organe im Körper, welche die geschilderten Symptome verursachen können? Lassen Sie uns einen Blick auf die Hauptsymptome und deren Bedeutung werfen, damit auch Sie ein besseres Gefühl dafür und für Ihren eigenen Körper bekommen.

Wenn die Luft knapp wird: Atemnot

Vielleicht haben Sie es ja bereits vermutet – oder sogar selbst schon einmal erfahren: Atemnot *(Belastungsdyspnoe)* ist der häufigste Grund, weshalb die meisten Menschen eine Kardiologin oder einen Kardiologen aufsuchen.

Dieses Symptom ist lästig und sorgt für große Verunsicherung. Atemnot kennt jede und jeder von Ihnen – in leichterer oder auch schwererer Form – und sie wird grundsätzlich individuell und subjektiv empfunden. Selbst Profisportler und -sportlerinnen bekommen bei hoher Belastung ab einem bestimmten Zeitpunkt »Atemnot«. Nur wird in diesem Fall der Zustand als einfaches »aus der Puste sein« beschrieben.

Wenn Sie unter Atemnot leiden, sind die entscheidenden Fragen, die zu betrachten sind, folgende:

- Wann tritt sie im Alltag auf?
- Wie lange besteht sie schon?
- Verschlechtert oder verstärkt sie sich kontinuierlich?

Eine Atemnot, die binnen einiger Wochen auftritt, ist in jedem Fall abklärungsbedürftig. Eine Atemnot, die sich über Jahre eingestellt hat, kann durchaus mit einem altersentsprechenden (physiologischen) Rückgang der Leistungsfähigkeit zu tun haben. Nicht selten sind auch eine schnelle Gewichtszunahme oder eine Vernachlässigung von körperlicher Bewegung und Sport im Alltag die Ursache für Atemnot.

Atemnot ist aber auch ein sehr häufiges Symptom beim Vorliegen einer Herzerkrankung. Es gilt als Leitsymptom der Herzinsuffizienz und bei der koronaren Herzerkrankung. Auch ausgeprägte Herzklappenfehler gehen hauptsächlich mit Atemnot einher.

Gibt es eine einfache Methode, um zwischen harmloser Atemnot und der Atemnot als Symptom einer Krankheit zu unterscheiden?

Aufgrund der großen individuellen Unterschiede (Alter, Geschlecht, Fitnesszustand und Gewicht, um nur einige zu nennen), ist eine Unterscheidung oft schwierig. Gehen auf ebener Strecke oder leichte körperliche Tätigkeiten sollten in keinem Fall Atemnot auslösen. Atemnot aufgrund einer schlechten Kondition tritt meist isoliert ohne weitere Begleitsymptome, wie zum Beispiel Schmerzen im Brustkorb, auf. Ist eine Durchblutungsstörung des Herzens die Ursache, tritt die Atemnot in der Regel ab einer bestimmten Intensität der Belastung sehr plötzlich und heftig auf (manchmal binnen Sekunden). Die erforderliche Erholungszeit dauert oft länger an. Insgesamt muss man jedoch sagen, dass uns solche Beobachtungen immer nur Anhaltspunkte und nie eine Diagnose ermöglichen. Um das zu klären, haben Kardiologinnen und Kardiologen entsprechende Untersuchungen.

Schmerzen in der Brust

Schmerzen im Brustbereich sind ebenfalls ein sehr häufiges und sehr beunruhigendes Symptom. Bekanntermaßen ist der akute Schmerz in der Brust das Leitsymptom eines Herzinfarktes. Schmerzen, oder nennen wir es besser Missempfindungen, gibt es in vielfältiger Weise auch bei Gesunden. Oft werden sie von uns gar nicht bewusst bemerkt oder als harmlos eingestuft und einfach übergangen. Nur wenn sie öfter auftreten und intensiver werden, werden sie aktiv von uns wahrgenommen.

Die meisten Schmerzen in der Brust haben tatsächlich nichts mit dem Herzen zu tun. Diese *atypischen Thoraxschmerzen* sind vor allen Dingen punktuell stechende Schmerzen – als ob man mit einem scharfen Gegenstand an der Haut oberflächlichen Kontakt hätte. Diese Schmerzen beunruhigen die Betroffenen sehr. Dennoch sind sie in den seltensten Fällen vom Herzen ausgehend, sondern eher durch knöcherne oder muskuläre Ursachen erklärt. Häufigste Ursachen sind Verspannungen durch langes Sitzen vor dem Computer. Bei jungen Menschen ist hierfür oftmals auch übermäßiges Krafttraining mit falscher Technik die Ursache. Der typische *Angina-pectoris*-Anfall (lateinisch für »Brustenge«) dagegen wird als stumpfer beziehungsweise drückender oder brennender Schmerz empfunden. Betroffene beschreiben manchmal ein Gefühl, als ob ein Gürtel um ihren Brustkorb geschnallt worden wäre oder jemand auf ihnen säße. Die Hauptlokalisation ist hinter dem Brustbein und nicht, wie von vielen vermutet, auf der linken Seite des Brustkorbs. Ganz entscheidend ist auch die Ausstrahlung des Schmerzes: In typischen Fällen verläuft der Schmerz hinter dem Brustbein entlang Richtung Hals und bis in den linken Arm. Schmerzen auf der rechten Seite und unterhalb der Brust gelten als weniger typisch.

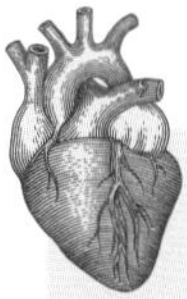

Schmerzen selbst besser einordnen

Wenn Sie Schmerzen in der Brust bemerken, stellen Sie sich folgende Fragen:

Wann tritt der Schmerz auf?

- Provokation durch Aufregung oder körperliche Belastung wäre ein Hinweis für eine Herzerkrankung.
- Können Sie keinen zuverlässigen Auslöser feststellen, ist das eher beruhigend.

Wie verhält sich ein auftretender Schmerz, wenn ich die Belastung beende?

- Bei der typischen Angina pectoris lässt der Schmerz binnen spätestens eine Minute nach.
- Beschwerden, die über Minuten oder gar Stunden anhalten, sind atypisch für eine Herzerkrankung. Beim Herzinfarkt allerdings hält der Schmerz sehr lange an.

Habe ich parallel zu den Schmerzen noch andere Symptome?

- Bei der Angina pectoris haben die Betroffenen meist auch eine eingeschränkte Belastbarkeit, eine Atemnot oder spüren ein Stolpern des Herzschlags.
- Bei heftigen Schmerzen in Ruhe, wie bei einem Herzinfarkt, haben wir sehr häufig Begleitsymptome wie Kaltschweißigkeit, Schwindel oder ein großes Angstgefühl.

Treten die Schmerzen bei einer gewissen Bewegung oder Lage auf?

- Wenn ja, deutet das eher auf den Rücken als Ursprung hin. Gleiches gilt, wenn ich die Schmerzen durch einen Druck auf die betroffene Stelle mit dem Finger provozieren oder verstärken kann.
- In diesen Fällen führt eine orthopädische Vorstellung oft schneller zur Diagnose als eine Untersuchung in der Praxis für Kardiologie.

Kennen Sie den Schmerz bereits von früher?

- Betroffene, die schon einmal einen »richtigen« Angina-pectoris-Anfall hatten, erinnern sich in der Regel genau an die Art und den Charakter des damaligen Schmerzes und können daher aktuelle Beschwerden damit vergleichen und somit auch besser einordnen.

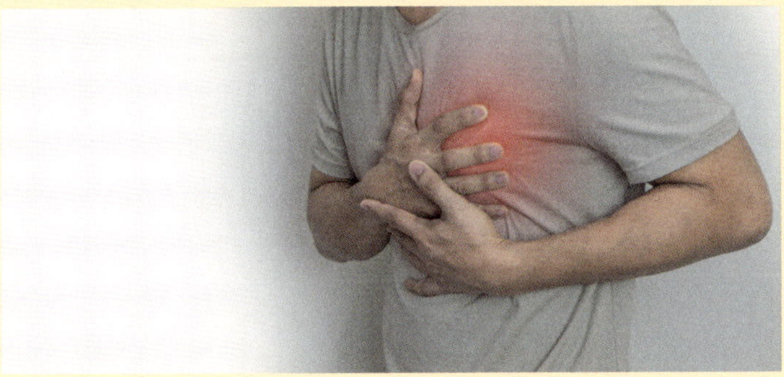

Typische Schmerzlokalisation der Angina pectoris: Der Schmerz wird als drückend oder brennend empfunden und strahlt in Hals oder linken Arm aus.

Betroffene empfinden ihre Schmerzen oft unterschiedlich und schildern diese daher auch oft auf verschiedene Art und Weise – selbst wenn es um dasselbe erlittene Schmerzereignis geht. Oft gibt es verschiedene Versionen in der Ausformulierung von Beschwerden. Daher lassen sich Ärzte und Ärztinnen die Beschwerden meist auch mehr als einmal beschreiben, beispielsweise bei der Aufnahme ins Krankenhaus, später auf Station oder bei der Chefarztvisite, um sich ein möglichst genaues Bild davon zu machen.

Erfahrene Ärzte und Ärztinnen können oft zusätzlich anhand der Gesamterscheinung der Person rückschließen, ob eine Herzerkrankung wahrscheinlich ist oder nicht. Das mag im ersten Moment vielleicht oberflächlich klingen, ist es jedoch nicht – dafür benötigt es ein geschultes Auge und Feingefühl, denn diese Anzeichen unterscheiden sich von Mensch zu Mensch. Fahle Blässe oder kalter Schweiß etwa sind meist kein Zeichen, das für beste Gesundheit spricht, aber zu erkennen, ob dann eine Herzerkrankung zugrunde liegt, ist nur mittels Intuition oder einer Art Bauchgefühl möglich.

Hast du eine spezielle Methode, um schnell zwischen harmlos oder gefährlich bei Brustschmerzen zu unterscheiden?

Ich lasse mir den Schmerzpunkt zeigen. Wenn der oder die Betroffene mit dem Finger auf einen Punkt verweist, bin ich schon beruhigt. Reibt er oder sie dagegen mit der Handinnenfläche kreisförmig um das Brustbein und Richtung Hals, läuten bei mir die Alarmglocken.

Schwindel

Je älter wir Menschen werden, desto häufiger tritt dieses Symptom auf. Ähnlich wie die Atemnot kann der Schwindel sehr viele Ursachen haben, unter anderem leider auch eine Herzerkrankung. Es mag frustrierend erscheinen, aber oftmals findet man die konkrete Ursache für den Schwindel nicht heraus und Betroffene müssen ihn mehr oder weniger akzeptieren. Oft verschwindet er auch wieder von allein. Immerhin gelingt es uns häufig festzustellen, welche Ursache eines Schwindels nicht vorliegt. Auch das ist wichtig zu wissen.

Der Schwindel, der vom Herzen kommt, tritt typischerweise aus heiterem Himmel auf (fast nie als Dauerschwindel) und dauert auch nur wenige Sekunden. Manchmal wird es den Betroffenen schwarz vor den Augen oder sie fallen sogar für kurze Zeit in Ohnmacht. Die Ursache kann dann in einer Herzrhythmusstörung liegen. Schwindel, der immer einige Sekunden nach abruptem Aufstehen auftritt, deutet auf eine Kreislaufregulationsstörung hin, zum Beispiel bei Menschen, die Blutdruckmedikamente einnehmen oder über mehrere Tage zu wenig getrunken haben. Auch bei jungen Menschen ist diese Form von Schwindel oft anzutreffen. Wenn Sie sich jetzt wiedererkennen, sollten Sie sich in Zukunft Zeit lassen, um aus der horizontalen in eine aufrechte Position zu wechseln.

Dauerschwindel hingegen findet oft seine Ursache in Verspannungen der Halswirbelsäule. Die Betroffenen fühlen sich wackelig, unsicher und beschreiben ihren Zustand so, als ob sie ein Bierchen zu viel getrunken hätten. Natürlich hat es nichts mit dem Alkohol zu tun. Durch Krankengymnastik und Entspannungsübungen kann sich dieses Symptom sehr häufig bessern.

Seltene Ursachen von andauerndem Schwindel sind Sehstörungen (unter anderem durch falsche Brillengläser) oder Innenohrerkrankungen. Auch bei chronischen Durchblutungsstörungen im Gehirn oder nach Operationen mit Vollnarkose bleibt manchmal ein Dauerschwindel zurück.

Wenn ich einmal ohnmächtig war, darf ich dann noch Auto fahren?

Wenn es die erste Ohnmacht war und kein Anhalt für eine organische Erkrankung besteht, ja. Generell sind es jedoch immer Einzelfallentscheidungen, die vom Wiederholungsrisiko und auch von der Tatsache abhängig sind, ob jemand privat oder beruflich Auto fährt.

Herzstolpern und Herzrasen

Herzrhythmusstörungen sind ebenfalls ein sehr häufiges Symptom, vor allem bei jüngeren Menschen. Deswegen gehen wir in Kapitel 4 ausführlich darauf ein. Als Faustregel können wir festhalten: Je älter ein Mensch ist, desto eher verbirgt sich hinter Herzrhythmusstörungen ein organischer Befund, also eine körperliche Erkrankung. Bei jungen Menschen ist dies dagegen äußerst selten die Ursache. Die gute Nachricht ist: Nur selten sind Herzrhythmusstörungen akut lebensbedrohlich und die Behandlungsmethoden werden immer besser.

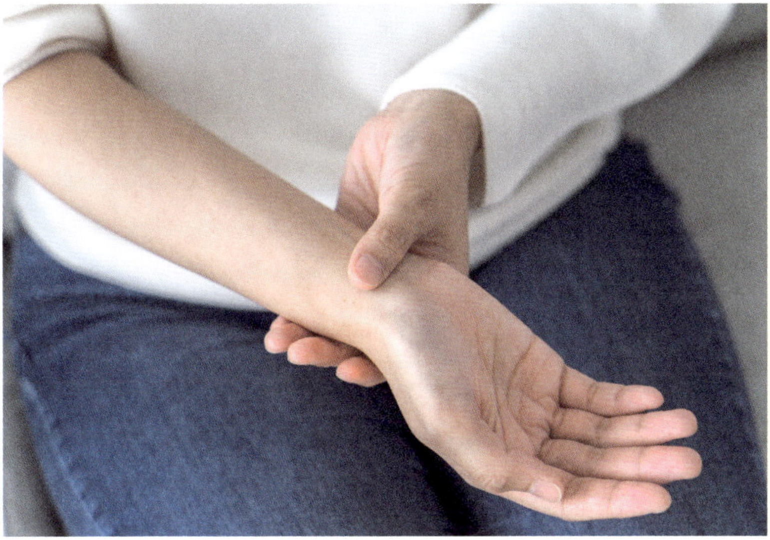

Den schnellen Herzschlag kann man selbst am eigenen Handgelenk ertasten. Um die Ursache zu klären, muss allerdings immer ein EKG geschrieben werden.

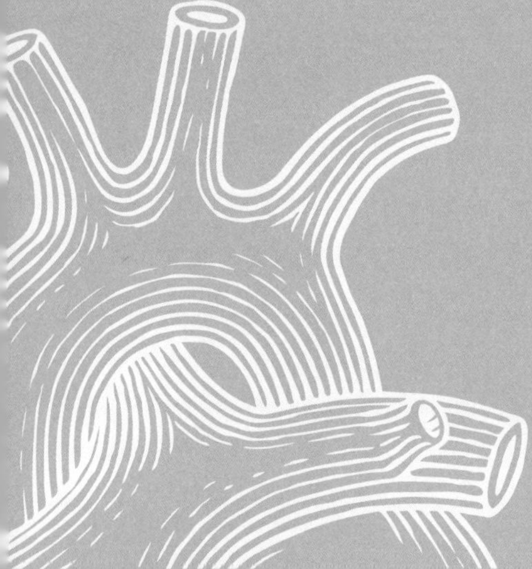

Kapitel 4

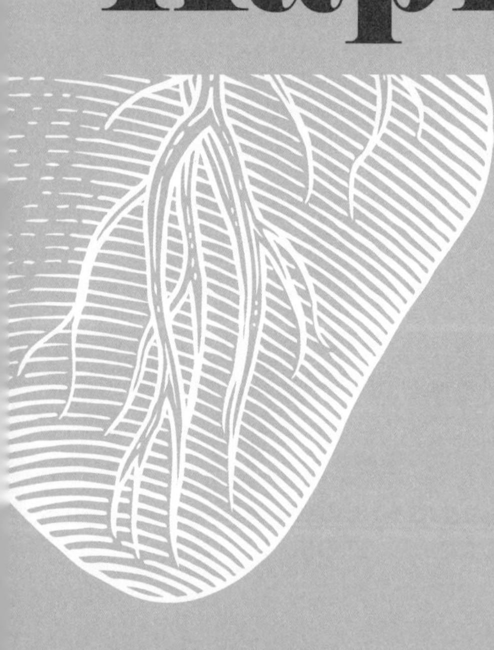

Herz-gesundheit im jungen Alter – bis etwa 40 Jahre

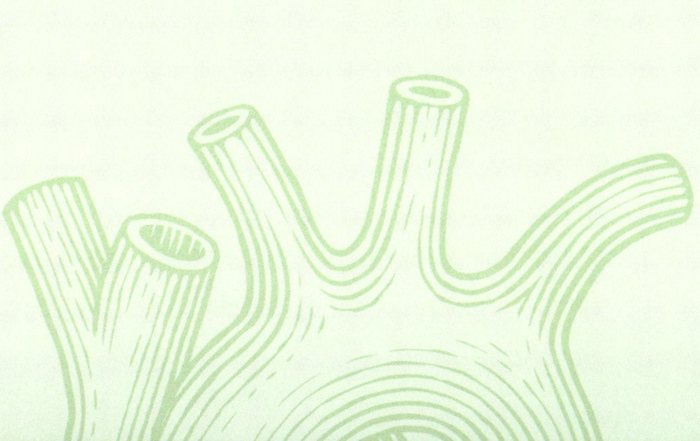

Was jüngere Herzen auf Trab hält

»Warum musst du denn bitte schön zum Kardiologen?« Das fragte mich mein Freund vor bald 40 Jahren. Ich kann mich sehr gut daran erinnern. Mein Hausarzt hatte bei mir ein Herzgeräusch gehört und wollte zur Sicherheit eine Ultraschalluntersuchung durchführen lassen. Das Ergebnis war ohne Befund, es war alles unauffällig, aber der Schreck saß mir noch lange in den Gliedern. Herzgeräusche sind übrigens ein häufiger Grund für einen Überweisungsschein zur Kardiologin oder zum Kardiologen. Das junge Herz ist noch sehr elastisch und das strömende Blut führt tatsächlich manchmal zu Geräuschen durch Schwingungen der Bindegewebanteile des Herzens. In der Kardiologie spricht man von musikalischen Geräuschen. Sie lassen sich in der Regel gut von den Geräuschen unterscheiden, die durch eine Herzerkrankung bedingt sind.

Junge Menschen fühlen sich oft deplatziert, verunsichert und manchmal auch in die hypochondrische Ecke gestellt, wenn sie einen Termin in einer Kardiologiepraxis vereinbart haben. In der Allgemeinbevölkerung geht man nun einmal davon aus, dass Herzerkrankungen ausschließlich ältere Menschen betreffen. Im Grundsatz ist das auch richtig. Allerdings sind Herzerkrankungen auch bei jungen Menschen leider auf dem Vormarsch, wie neueste Studien belegen.[12]

Glücklicherweise verlassen die allermeisten jungen Patienten und Patientinnen eine kardiologische Praxis ohne beziehungsweise mit einer harmlosen Diagnose. Wahr ist allerdings auch, dass sich junge Menschen in vielen Fällen durch vermeintliche Symptome und Herzbeschwerden sehr beeinträchtigt fühlen. Nicht selten führen die »Herzbeschwerden« zu Fehlzeiten am Arbeitsplatz, obwohl gar keine Erkrankung vorliegt.

Prinzipiell sollte gelten: Jedes Symptom, das einen jungen Menschen zur Kardiologin oder zum Kardiologen führt, wird medizinisch abgeklärt. Das ist das gute Recht jedes jungen Menschen. Denn nur mit dem sicheren Wissen, dass keine organische Herzerkrankung vorliegt, können Betroffene beruhigt werden und sind gegenüber anderen möglichen Ursachen aufgeschlossener.

Beschwerden ohne organische Herzerkrankung

Wie in Kapitel 3 dargelegt, werden viele Symptome fälschlicherweise mit dem Herzen in Zusammenhang gebracht. Je jünger der Mensch ist, desto unwahrscheinlicher ist das Vorliegen einer Herzerkrankung. Die häufigsten Beschwerden junger Menschen, die zur Kardiologin oder zum Kardiologen gehen, ohne dass sich nachfolgend eine organische Herzerkrankung diagnostizieren lässt, sind im Folgenden beschrieben.

Herzrasen

Herzrasen, auch Tachykardie genannt, ist ein sehr häufiges Symptom bei jungen Menschen. Als normal gilt ein Ruhepuls mit 60 bis 90 Schlägen pro Minute, wobei es eine große individuelle Spannbreite gibt. Ein Anstieg bei körperlicher Anstrengung, Aufregung oder Stress auf über 130 Schläge pro Minute ist ebenfalls normal. Spätestens ab einer Ruheherzfrequenz von 100 pro Minute wird der Herzschlag von vielen als unangenehm und als bedrohlich empfunden. Die Betroffenen spüren das schnelle Klopfen im Brustkorb oder im Hals. Manchmal tritt dabei auch Schwindel auf. Oft kommt dann Angst auf, die den Herzschlag noch zusätzlich in die Höhe treibt.

Der erste Arztbesuch dieser Menschen führt sie in der Regel in die Hausarztpraxis. Dort werden die häufigsten organischen Ursachen beim jungen Menschen, wie Blutarmut oder eine Schilddrüsenüberfunktion, festgestellt oder ausgeschlossen. Auch Fieber bemerken einige junge Menschen nur in Form eines schnellen Pulses.

Ist das Vorliegen einer allgemeininternistischen Erkrankung ausgeschlossen, müssen andere Auslöser überprüft werden. Dazu gehört zum Beispiel eine Aktivierung unseres autonomen Nervensystems durch anhaltende Stresssituationen. Manchmal liegt die Ursache auch in unzureichender Flüssigkeitsaufnahme an heißen Tagen oder nach dem Sport. Und manchmal ist es auch ganz banal mangelnde Fitness. Nur selten sehen Ärzte und Ärztinnen bei jungen Menschen mit Herzrasen tatsächlich eine herzorganische Ursache in der Praxis.

Um zu klären, ob Herzrasen harmlos ist oder nicht, hilft ein EKG oft weiter. Denn anhand der elektrischen Erregung des Herzens lassen sich mit dieser Darstellungsmethode meist krankhafte Störungen von ungefährlichen Ursachen unterscheiden. Ist das Herzrasen nicht permanent, sondern tritt nur sporadisch auf, lassen sich die auffälligen Episoden in einem Langzeit-EKG entdecken. Mit dieser Untersuchung lässt sich bis zu einigen Tagen am Stück jeder einzelne Herzschlag aufzeichnen.

Manchmal findet man trotz umfangreicher Untersuchungen und intensiver Bemühungen keine plausible Ursache für den schnellen Herzschlag. Kardiologinnen und Kardiologen benutzen dann gern den Ausdruck *inadäquate Sinustachykardie*. Das ist eine Verlegenheitsdiagnose, die eine nicht erklärbare anhaltende Beschleunigung des normalen Sinusrhythmus in Ruhe beziehungsweise einen überschießenden Anstieg desselben bei Belastung beschreibt. Betroffen sind überwiegend junge Frauen. Nach entsprechender Aufklärung benötigen die meisten Betroffenen keine medikamentöse Therapie. Man sollte auf ausreichende Flüssigkeitszufuhr achten, Ausdauersport betreiben und seinen Stress im Alltag reduzieren. Medikamente können theoretisch verordnet werden, aber nur wenn die Betroffenen einen starken Leidensdruck aufweisen.

Welche Rolle spielt der individuelle Biorhythmus der oder des Einzelnen?

Generell hat unser Biorhythmus, oder auch innere Uhr, über das vegetative Nervensystem Auswirkungen auf unsere Körperfunktionen und damit auch auf den Herzschlag. Sensible oder vegetativ anfällige Menschen können bei gestörtem Biorhythmus daher öfter mit einem schnellen Herzrasen konfrontiert werden.

Herzstolpern

My heart will go on: Wer von uns kennt nicht diesen romantischen Lovesong von Celine Dion aus dem Blockbuster *Titanic*? Die Botschaft des Textes lautet: Egal, wo mein Liebster sich aufhält und was passieren wird, wird mein Herz weiterschlagen. Was für eine großartige Zuversicht, welch ein Versprechen! Das Herzstolpern, medizinisch *Extrasystole* genannt, lässt manche Betroffene an diesem Versprechen zweifeln. Es ist ein sehr häufiges und für junge Menschen durchweg beunruhigendes Symptom. Was passiert da eigentlich? Das Herz gerät durch ein zusätzliches Erregungszentrum im Vorhof oder in der Kammer buchstäblich außer Takt. Man kann dies mit der Fehlzündung eines Motors oder dem zu frühen

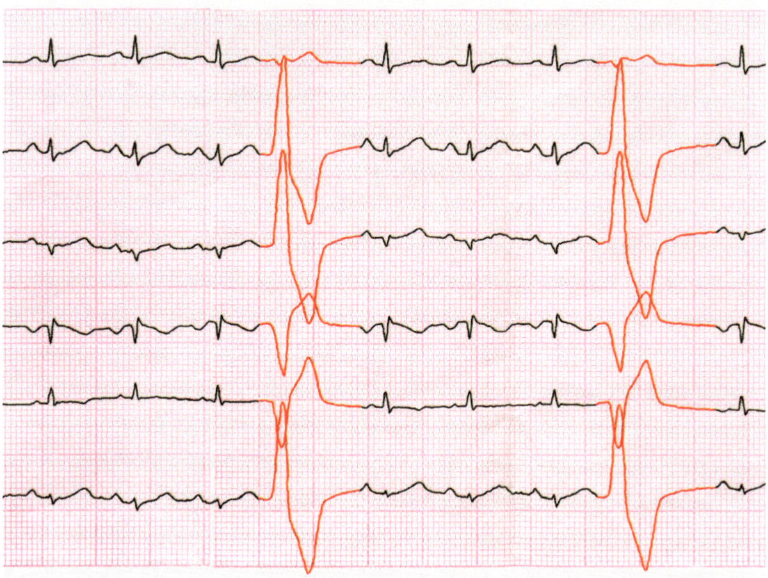

EKG mit normalen Schlägen (schwarz) und Extrasystolen (rot). Letztere sind die Hauptursache für lästige Herzstolperer.

Einsatz von Musizierenden in einem Orchester vergleichen: Stellen Sie sich vor, Sie sitzen in einem Konzertsaal. Das Orchester spielt virtuos. Sie kennen das Stück auswendig; gleich wird der Dirigent das Signal für den Einsatz der Trompeten geben. Aber wenige Millisekunden bevor Sie die Töne erwarten, hören Sie bereits eine Trompete herausklingen. Der Musiker mit dem falschen Einsatz wirft einen entschuldigenden Blick zum Dirigenten. Dieser lächelt milde und lässt sich nicht aus der Ruhe bringen. Das Orchester spielt das Stück mit gewohnter Professionalität weiter.

Der Sinusknoten ist unser Dirigent und Hauptverantwortlicher für die Erregungsbildung (Seite 43). Er wird durch einen Extraschlag, salopp gesprochen, übergangen. Je langsamer der Ruhepuls ist, desto größer ist die Chance für zwischenfunkende Extraschläge. Ein bis zwei Extraschläge am Tag kommen fast bei jedem Menschen vor. Selbst bis zu 500 Extraschläge am Tag gelten noch als normal. Die meisten Personen haben trotz Extrasystolen keine oder nur geringe Symptome. Bei einigen erzeugen sie jedoch (hauptsächlich in Ruhe oder beim Hinlegen) eine unangenehme

Kommt das Phänomen bei Extremsportlern und -sportlerinnen häufiger vor?

Menschen, die extrem viel Sport treiben, neigen vielleicht etwas mehr zu Extraschlägen. Das liegt an ihrem niedrigen Herzschlag, der hohen Stresshormonausschüttung beim Training oder Wettkampf und an einer manchmal zu geringen Versorgung mit Flüssigkeit und Elektrolyten.

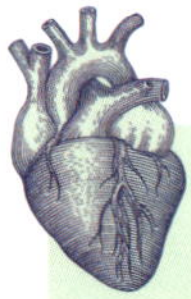

Herzrhythmusstörungen als musikalische Vorlage

Da gutartige Herzrhythmusstörungen fast selbstverständlich zu unserem Alltag gehören, ist es nicht verwunderlich, dass wir auch in der Musik zahlreiche Beispiele zu diesem Phänomen finden.

Das Herzklopfen und Herzrasen Graf Belmontes in der berühmten Arie *O wie ängstlich, o wie feurig* in Mozarts Oper *Die Entführung aus dem Serail* spiegelt musikalisch eindrücklich die feurige Erregung, aber auch die Angst vor dem Wiedersehen seiner geliebten Konstanze wider.

Beethoven sagt man nach, er habe unter Herzrhythmusstörungen gelitten. Ist der berühmte Anfang der 5. Sinfonie, *Ta-ta-ta-taaaaaa*, nicht eine herrliche Vertonung von Herzstolpern? Musikwissenschaftler und -wissenschaftlerinnen meinen auch mit dem fünften Satz des Streichquartetts Nummer 13 ein Paradebeispiel gefunden zu haben, wie der Komponist seine störenden Palpitationen musikalisch umsetzte. Dass er den Mittelteil mit der Anweisung »beklemmt« versah, unterstreicht vielleicht den Leidensdruck, dem sich Beethoven selbst ausgesetzt sah.

Aber auch in der Popmusik werden Unregelmäßigkeiten des Herzrhythmus gern als Vorlage für Text und Beat herangezogen, wie zum Beispiel im Song *My Heart Skips a Beat* von Olly Murs. Hier wird das Herzstolpern zwar durch ein Gefühl von Verliebtheit ausgelöst, das Phänomen, dass ein Herzschlag ausbleibt, ist jedoch das gleiche wie bei einer Rhythmusstörung.

Empfindung im Brustkorb oder im Hals. Der Herzschlag wird als Aussetzer, Stolperer oder auch als Pfropfgefühl im Hals wahrgenommen, im Fachjargon spricht man von *Palpitationen*. Manche Betroffene befürchten, dass ihr Herz stehen bleibt. »My heart will not go on!« Hier kann man nur beruhigen: Das Herz ist viel zu souverän und wird genauso wenig wie Orchestermusik durch selten auftretende Fehleinsätze beeinträchtigt. Erst ab einem gewissen Ausmaß – wir reden hier von über 10 000 Extraschlägen am Tag – kann sich eine Herzschwäche entwickeln und man sollte eine Therapie einleiten. Solche Ausmaße treten aber in der Regel nur bei kranken Herzen auf.

Häufige Auslöser für Extraschläge beim Gesunden sind wiederum Stress, aber auch ein Elektrolytmangel, zu wenig Schlaf, Genussgifte wie Alkohol und Kaffee und natürlich Drogen und Aufputschmittel. Auch freudige Anlässe, wie frisch verliebt zu sein, können das Herz zum Stolpern bringen. Der Ausdruck »Mein Herz hüpft vor Freude« spielt darauf an.

Chronische Erschöpfung

Junge Menschen leiden mitunter an einer allgemeinen Erschöpfung, ohne diese beschreiben oder konkretisieren zu können. Sie fühlen sich matt, müde und antriebslos und befürchten, dass sich hinter dem Symptom eine Herzerkrankung verbergen könnte, insbesondere eine Herzmuskelschwäche beziehungsweise eine Herzinsuffizienz. Häufig ist die subjektiv empfundene Leistungseinschränkung in einem Belastungs-EKG nicht nachvollziehbar beziehungsweise objektivierbar. Eine explizite Ursache für eine oft nur vorübergehende körperliche Einschränkung wird in der Regel

Ein junger Mensch wird diese Erschöpfung sicherlich nicht mit seinem Herzen in Verbindung bringen. Kann die Hausärztin oder der Hausarzt die richtigen Weichen stellen, oder wie kommt die oder der Betroffene dann schließlich in eine Praxis für Kardiologie?

Ein junger Mensch war in der Regel schon mehrfach mit seinen Beschwerden in der Hausarztpraxis, bevor er eine kardiologische Praxis aufsucht. Durch sorgfältige Erhebung der Vorgeschichte und gezieltes Fragen nach weiteren Symptomen, der sogenannten Anamnese, kann eine Hausärztin oder ein Hausarzt schon die Spreu vom Weizen trennen. Darüber hinaus stehen eine körperliche Untersuchung, das EKG, eine Blutdruckmessung und Laborwerte zur Verfügung, um der Ursache auf die Spur zu kommen.

Nur bei begründetem Verdacht wird eine Überweisung zur Fachärztin oder zum Facharzt ausgestellt.

nicht gefunden. Manchmal steckt ein harmloser, sonst asymptomatischer Infekt dahinter. Selten ist auch eine internistische Erkrankung, wie Blutarmut, die Ursache. Wenn auch sonst nichts Auffälliges an Befunden vorliegt, sind wiederum Dauerstress, Schlafmangel, zu viel sitzende Tätigkeit, Übergewicht und psychische Störungen, wie beispielsweise eine Depression, Faktoren, an die man bei Erschöpfung denken sollte.

Vegetative Kreislaufstörungen

Einen Sonderfall bieten die sogenannten vegetativen Kreislaufstörungen *(Kreislaufdysregulationen)*. Unser vegetatives Nervensystem sorgt in der Regel automatisch ohne unser Zutun für eine adäquate Anpassung des Kreislaufs an den jeweiligen Körperzustand. Diese Feinabstimmung ist bei manchen Betroffenen gestört. Oft sind es junge Frauen, die durch einen sehr niedrigen Blutdruck, Schwindel, vor allem bei abruptem Aufstehen, und eine allgemeine Abgeschlagenheit beeinträchtigt sind. Selten tritt auch eine Ohnmacht auf. Oft vergehen die Beschwerden im Laufe der Jahre. Bis dahin müssen sie ihren Alltag darauf einrichten und den Kreislauf regelrecht in Schwung bringen, zum Beispiel durch Bewegung, Kaltwasserduschen und Trinken von viel Flüssigkeit. Ausnahmsweise wird in solchen Fällen auch ein großzügiger Salzkonsum empfohlen, damit der Blutdruck etwas ansteigt.

Missempfindungen im Brustkorb

Unter Missempfindungen verstehen wir unspezifische Symptome, die von jungen Menschen sehr unterschiedlich wahrgenommen werden. Hierzu zählen in erster Linie Druckgefühle im Brustkorb. Aber auch Stechen, Vibrieren und Engegefühle werden oft angegeben. Irrtümlicherweise wird das Herz für die Beschwerden verantwortlich gemacht, gerade wenn die Missempfindungen auf der linken Seite auftreten. In der Regel hat jedoch das Herz damit überhaupt nichts zu tun. Schmerzen, vom Magen oder Dickdarm verursacht, können in den Brustkorb ausstrahlen, ebenso Schmerzen der Wirbelsäule und Verspannungen der Rücken- beziehungsweise Brustmuskulatur. Im Gegensatz zur typischen Angina pectoris können die Symptome charakteristischerweise von den Betroffenen nicht selbst ausgelöst werden oder sie treten nur bei einer bestimmten Bewegung oder Körperhaltung auf. Mitunter ist die Ursache im orthopädischen Bereich zu finden. Prädestiniert sind junge Männer, die es mit dem Kraftsport übertrieben haben. Missempfindungen bestehen meist über Jahre hinweg, sie kommen und gehen. Oft verschwinden sie auch ganz. Wichtig für die Betroffene ist zu lernen, diese Missempfindungen von typischen Herzbeschwerden zu unterscheiden.

Plötzliche Bewusstlosigkeit

Als *Synkope* oder plötzliche Ohnmacht bezeichnen wir ein Ereignis, bei dem es aufgrund einer vorübergehenden Minderdurchblutung des Gehirns zu einem akuten Verlust der Muskelspannung des Körpers und des Bewusstseins kommt. Typischerweise erholt man sich von diesem Zustand binnen kurzer Zeit. Statistisch erleidet jeder dritte Mensch im Laufe seines Lebens eine Synkope, wobei dies häufig entweder in jungen Jahren oder auch wieder später im Alter vorkommt. Bei jüngeren Menschen handelt es sich in 70 Prozent um eine harmlose, nicht adäquate Kreislaufregulation. Typische Auslöser sind zum Beispiel, sehr lange still zu stehen, wie es von jungen Soldaten und Soldatinnen beim Morgenappell verlangt wird. Schnelles Aufstehen am Sonntagmorgen in der Kirchenbank ist auch »förderlich« für eine Synkope. Aber auch Hustenattacken, starke Schmerzen und Schreckmomente können durch Überreaktion des vegetativen Nervensystems eine kurze Ohnmacht auslösen. Literarisches Vorbild hierfür ist die Großmutter im berühmten Kinderbuch *Der Räuber Hotzenplotz* von Ottfried Preußler, die vor Schreck durch den Überfall des Räubers auf sie mit anschließendem Raub ihrer Bratwürste in Ohnmacht fällt. Der

Franzbranntwein und die rohe Zwiebel unter der Nase, die sie wieder zu Bewusstsein bringen, werden heute allerdings nicht mehr angewandt. Auch bei Medizinstudierenden oder jungen Krankenpflegekräften kommt es immer wieder zu harmlosen Synkopen im Operationssaal. Auslöser sind meist der Anblick von großen Blutmengen oder schweren Wunden und Verletzungen.

Synkopen werden grundsätzlich als sehr bedrohlich erlebt. Und tatsächlich: Sie sind auch ein häufiges Symptom bei schweren Herzerkrankungen. Entscheidend für die Einstufung der Ohnmacht in bedrohlich oder harmlos ist unter anderem die genaue Schilderung des Ablaufs (in welcher Situation, genauer Auslöser, fehlender Auslöser oder Dauer der Ohnmacht).

In älteren Filmen wurde jungen Frauen regelmäßig blümerant. Dann kam immer jemand mit Riechsalz. Was hat es damit auf sich und verwendest du das auch im Notfall?

Eng geschnürte Roben verhindern eine tiefe Bauchatmung und behindern auch den venösen Rückfluss zum Herzen. Das erklärt vielleicht ein bisschen die Ohnmacht. Es existieren zahlreiche Hausmittelchen, die gern bei der Ohnmacht eingesetzt werden. Ich würde behaupten, dass man gar nichts Besonderes unternehmen muss, außer die Beine hochzulagern. Manchmal hilft tatsächlich ein kühler Waschlappen auf der Stirn oder im Nacken. Dieser führt reflektorisch zu einer Gefäßkontraktion und einer Erholung des Kreislaufs.

Selbstverständlich muss beim ersten Auftreten immer eine intensive Abklärung erfolgen, nicht zuletzt um eine ernsthafte Herzerkrankung oder auch eine Epilepsie auszuschließen.

Jung, topfit und trotzdem herzkrank

Auch wenn sie selten sind, gibt es tatsächlich doch ein paar Herzerkrankungen, von denen insbesondere junge Menschen betroffen sind. Am weitesten verbreitet sind Herzrhythmusstörungen, Herzklappenerkrankungen und Entzündungen. Natürlich treten diese Erkrankungen überwiegend im mittleren oder hohen Alter auf. Wir besprechen sie aber in diesem Kapitel, da sie die häufigsten Diagnosen bei Personen um die 40 Jahre ausmachen. (Komplexe angeborene Herzfehler stellen natürlich eine Ausnahme dar, die jedoch ein eigenes Thema bilden und daher nicht in dieses Buch passen.)

Von 60 auf 200 in wenigen Sekunden: Das anfallsartige Herzrasen

Es gibt tatsächlich auch eine Art von Herzrasen, das durch eine organische Erkrankung ausgelöst wird und sowohl im Vorhof als auch in der Herzkammer entstehen kann. Wir besprechen hier aus Gründen der Übersichtlichkeit nur die häufigste Form, die sogenannte *paroxysmale supraventrikuläre Tachykardie*. Charakteristisch für diese Form der Rhythmusstörung ist ihr anfallartiges Auftreten mit einem abrupten Pulsanstieg auf bis zu 200 Schläge pro Minute oder höher (aus dem Griechischen *paroxysmal*, »anfallartig«). Sie muss von der bereits erwähnten Sinustachykardie

Wie sieht es mit der verschleppten Grippe aus, kann das ein Auslöser sein?

Tatsächlich kann das eine mögliche Ursache sein. Allerdings sprechen wir hier von einem ungewöhnlichen Phänomen, das weitaus seltener auftritt, als man annehmen könnte.

(Seite 83) abgegrenzt werden. Verantwortlich für diese Herzrhythmusstörung sind angeborene zusätzliche elektrische Leitungsbahnen im Herzen, welche sich gegenseitig immer wieder kreisförmig erregen. Auslöser können zum Beispiel einzelne Extraschläge sein. Meist dauert das Herzrasen nur ein paar Minuten an, dann schlägt das Herz wieder normal. Es kann allerdings auch über Stunden anhalten, was zu starker Beunruhigung, Schwindel und selten auch Schmerzen im Brustkorb führt. In den seltensten Fällen sind die Rhythmusstörungen lebensgefährlich. Zusätzlich belastend für die Betroffenen ist das unberechenbare Auftreten. Sie können die Anfälle nicht durch Vorsichtsmaßnahmen oder Einhalten von Regeln verhindern. Immerhin: Manchmal lässt sich die Rhythmusstörung durch Trinken von kaltem Wasser, tiefes Einatmen oder durch festes Pressen in den Bauch beenden. Je nach Häufigkeit und Leidensdruck kann die *paroxysmale Tachykardie* medikamentös oder (heutzutage der Goldstandard) durch einen kleinen Eingriff behandelt werden. Hierbei durchtrennt man die zusätzliche Leitungsbahn über einen Katheter.

Manche Betroffene leiden immer wieder unter Herzrasen durch Panik oder Aufregung. Wie kann man diese Form von einer richtigen Herzrhythmusstörung unterscheiden?

Sicher kann man das leider nur im EKG unterscheiden. Es gibt allerdings Hinweise, die für eine Herzrhythmusstörung sprechen. Dazu zählt in erster Linie der abrupte Beginn und auch der prompte Abbruch der Tachykardie von einem Schlag auf den anderen. Bei Angst oder Panik dagegen wird das Herz aus der Ruhe heraus langsam immer schneller und braucht in der Regel auch wieder einige Minuten (nicht Sekunden), um sich zu beruhigen. Lässt sich die Tachykardie durch ein spezielles Manöver (Seite 93) beenden, spricht das ebenfalls für eine Herzrhythmusstörung.

Störungen des Sinusknotens oder des AV-Knotens

Störungen der Erregungsbildung und Weiterleitung treten beim jungen Menschen nur sehr selten auf. Wenn es dazu kommt, sind diese meist angeboren, treten also schon im Säuglings- oder Kindesalter auf. Selten werden sie aber auch im Rahmen einer Herzerkrankung erworben. Bei Entzündungen des Herzens oder nach Eingriffen am Herzen kann es beispielsweise zu Störungen oder Ausfällen des Sinusknotens beziehungsweise des AV-Knotens kommen. Das Resultat ist immer ein zu niedriger Herzschlag *(Brachykardie)*. Manchmal treten auch längere Pausen zwischen den Herzschlägen auf, die bei den Betroffenen Schwindel oder sogar Ohnmachtsanfälle auslösen können. Je nach Beschwerdebild und Verlauf ist manchmal auch bei Betroffenen in jungen Jahren ein Herzschrittmacher vonnöten, um ihre Sicherheit nicht zu gefährden.

Herzklappenfehler

Die meisten Herzklappenfehler bei jungen Menschen sind angeboren, sehr komplex und werden kurz nach der Geburt diagnostiziert. Die Betroffenen werden von Geburt an engmaschig untersucht und überwacht. Oftmals ist eine Operation in den ersten Lebensjahren erforderlich. Früher, als dies noch nicht möglich war, hatten die bedauernswerten kleinen Patienten und Patientinnen wenig Überlebenschancen. Mit dem medizinischen Fortschritt kann heutzutage fast jeder Herzfehler korrigiert werden. Daher gibt es mittlerweile Kardiologen und Kardiologinnen, die sich auf Betroffene mit angeborenen Herzklappenfehlern nach Erreichen des Erwachsenenalters spezialisiert haben.

Der häufigste angeborene Klappenfehler beim jungen Menschen ist meist harmlos und nennt sich *Mitralklappenprolaps*. Als in den 1980er-Jahren der Herzultraschall in die kardiologische Diagnostik Einzug hielt, entdeckte man diese bis dato unbekannte Störung im Aufbau der Mitralklappe. Unzähligen beschwerdefreien Menschen, vor allem Frauen, wurde auf einmal ein »Herzklappenfehler« attestiert. Da sieht man wieder einmal, dass medizinisch-technischer Fortschritt nicht immer ein Segen ist. Immerhin: Bei bis zu zwei Prozent der Bevölkerung sehen wir die angeborene Form des Mitralklappenprolaps im Ultraschall.[13] Was aber steckt hinter dem

Werden die angeborenen Herzklappenfehler meist frühzeitig entdeckt? Wie ist deine Einschätzung?

In der Regel ja, denn den betroffenen Säuglingen oder Kindern geht es meist von Geburt an schlecht. Im Kindergarten fallen den Erziehern und Erzieherinnen oft körperliche Einschränkungen der Betroffenen auf. Und bei den Vorsorgeuntersuchungen in der Kinderarztpraxis hört man ein deutliches Herzgeräusch. Die Kinderärztin oder der Kinderarzt hört bei jeder U-Untersuchung das Herz ab. Werden verdächtige Geräusche festgestellt, folgt die Überweisung des Kindes in eine Kinderkardiologie. Routinemäßig geschieht das vor allem bei gehäuft auftretenden Herzfehlern in der Familie. Das gilt aber alles nur für schwerwiegende angeborene Herzklappenfehler.

Begriff Mitralklappenprolaps? Bei der Kontraktion der Herzkammer werden die oft etwas verdickten und fehlangelegten Segel ein Stückchen zurück Richtung Vorhof gedrückt (*Prolaps* bedeutet »Vorfall« oder »Ausbuchtung«). Dadurch liegen die Segel nicht mehr perfekt aneinander und es kann zu einer mehr oder weniger bedeutsamen Undichtigkeit kommen. Bei den meisten handelt es sich aber aufgrund der geringen Ausprägung eher um einen »Schönheitsfehler« und eine Behandlung ist nicht erforderlich. In sehr seltenen Fällen aber treten potenziell lebensbedrohliche Herzrhythmusstörungen auf oder der Prolaps ist so ausgeprägt, dass er operativ versorgt werden muss. Eine regelmäßige Ultraschallkontrolle ist daher je nach Schweregrad angeraten.

Herzklappen- und Herzmuskelentzündung

Zwei Wochen lang quälte sich der Patient bereits mit heftigen Halsschmerzen, Ausschlägen und Fieberschüben. Die Beine schwollen an, die Ärzte waren machtlos. Der Patient starb am 5. Dezember 1791 in Wien: Er hieß Wolfgang Amadeus Mozart und war 35 Jahre alt. Diagnose damals lautete hitziges Frieselfieber. Diese Diagnose gibt es heute nicht mehr. Dies ist übrigens ein Beispiel dafür, dass auch Diagnosen aussterben können und durch andere ersetzt werden. Viele Medizinhistoriker und -historikerinnen halten es für möglich, dass Mozart an einer durch *Streptokokken* ausgelösten Herzklappenentzündung starb.

Noch vor 100 Jahren waren Entzündungen der Herzklappen, zum Beispiel als Folge einer *Streptokokkenangina* eine häufige Todesursache. Streptokokken sind Bakterien, die hauptsächlich Infektionen unserer Atemwege und der Haut verursachen. Sie können

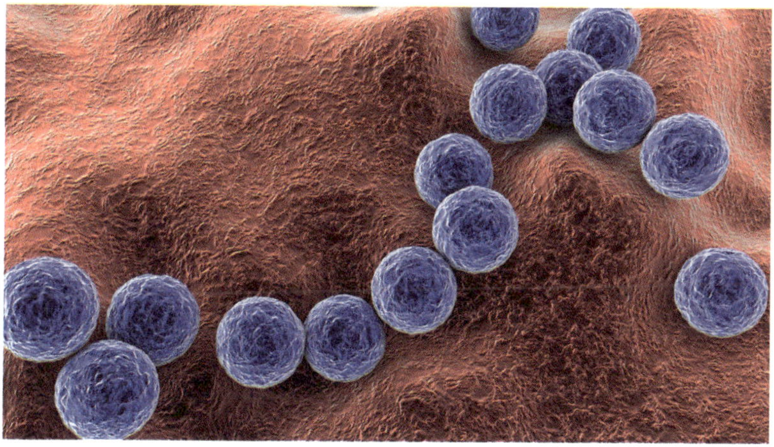

Streptokokken unter dem Mikroskop: winzig, aber potenziell tödlich

aber auch ins Blut gelangen und direkt oder indirekt die Herzklappen befallen und zerstören. Neben Streptokokken sind *Staphylokokken* als typischer Keim zu erwähnen.

Selbst wenn die oder der Betroffene die akute Infektion überlebte, waren bei manchen die Herzklappen anschließend mehr oder weniger in der Funktion gestört.

Im Zeitalter der Antibiotika sehen wir diese Komplikation sehr selten. Das bedeutet jedoch nicht, dass die Herzklappenentzündung keine Rolle mehr in der Kardiologie spielt. Über kleine Eintrittspforten wie Hautverletzungen oder Zahnfleischentzündungen können Bakterien in die Blutbahn gelangen, werden dort aber in den meisten Fällen von unserem Immunsystem schnell unschädlich gemacht. Gelingt dies nicht ausreichend, dann können sich die Bakterien einnisten, und zwar vorzugsweise an den Herzklappen. Die dadurch ausgelöste Entzündung zerstört die Struktur der Klappen. Eine mehrwöchige Antibiotikatherapie ist dann obligat. Manchmal ist auch eine Operation nicht zu vermeiden. Menschen mit vorgeschädigten Klappen oder mit einer Klappenoperation in der Vorgeschichte sind besonders gefährdet und sollten sich daher vor operativen oder zahnärztlichen Eingriffen mit einer prophylaktischen Antibiotikaeinnahme schützen.

Die Herzmuskelentzündung *(Myokarditis)* hingegen wird fast nie durch Bakterien verursacht, sondern ist eine seltene Komplikation einer Virusinfektion. Die Viren können den Herzmuskel entweder direkt oder indirekt durch die von ihnen ausgelöste Entzündungsreaktion im Herzgewebe schädigen. Wenn zusätzlich auch der Herzbeutel betroffen ist, spricht man von einer *Perimyokarditis*. In

Gibt es zum Antibiotikum eine Alternative, da doch viele Menschen mit dieser Behandlung Probleme haben?

Nein, die gibt es leider nicht. Die Vorgaben, wann und bei wem eine Prophylaxe erforderlich ist, wurden im Laufe der letzten Jahre allerdings zunehmend gelockert, um unnötige Antibiotikagaben zu vermeiden.

diesem Fall berichten die Betroffenen neben Allgemeinsymptomen typischerweise über atemabhängige Schmerzen hinter dem Brustbein. Ansonsten sind die Symptome vielfältig und unspezifisch. Je nach Ausmaß der Infektion besteht oft ein anhaltender Leistungsknick. In der Herzultraschalluntersuchung kann sich eine eingeschränkte Pumpkraft oder auch ein Herzbeutelerguss darstellen. Zusätzliche Absicherung liefern EKG, Laboruntersuchungen, eine Kernspintomografie (Magnetresonanztomografie) des Herzens und – selten erforderlich – eine Biopsie des Herzmuskels.

Die Therapiemöglichkeiten sind beschränkt; es gibt keine gezielt wirksame Behandlung gegen die Viren. Eine ärztliche Überwachung und eine wochenlange körperliche Schonung sind je nach Ausprägung erforderlich. Glücklicherweise erholt sich der Herzmuskel aber in den allermeisten Fällen wieder. Allerdings gibt es auch Patienten und Patientinnen, die mit einer anhaltenden Funktionseinschränkung leben müssen (etwa 15 Prozent). Es kann daher nicht oft genug betont werden, dass bei grippalen Infekten, insbesondere wenn auch Fieber vorliegt, Bettruhe beziehungsweise eine strikte körperliche Schonung eingehalten werden muss. Gerade junge Menschen lassen sich jedoch oft dazu verleiten, trotz Fieber zur Arbeit zu gehen und körperlich weiter aktiv zu sein.

Covid-19 und das Herz

Das Coronavirus SARS-CoV-2 mit der dadurch bedingten Infektion Covid-19 hat weltweit zu einer unglaublichen Beunruhigung in der Bevölkerung geführt. Dachte man zunächst, die Erkrankung betrifft nur ältere Menschen mit Vorerkrankungen – so galten zum Beispiel Blutdruck und Übergewicht als bedeutsame Risikofaktoren für eine schwere Erkrankung –, häuften sich im Verlauf der Pandemie die Anzeichen, dass die Infektion auch bei jüngeren Menschen schwer oder sogar lebensgefährlich verlaufen kann. Daher wird der Zusammenhang zwischen einer SARS-CoV-2-Infektion und der Herzgesundheit in diesem Buch in diesem Kapitel beschrieben, in dem es vor allem um jüngere Menschen geht – alle anderen Menschen, auch die mittleren und höheren Alters, sind aber natürlich ebenfalls angesprochen.

Mittlerweile gilt als gesichert, dass dieses Coronavirus nicht nur primär die Lunge, sondern auch andere Organe und nicht zuletzt auch den Herzmuskel befallen und zu einer Myokarditis führen kann. Die Symptome unterscheiden sich dabei nicht von einer herkömmlichen Myokarditis. Das Auftreten von Vorhofflimmern, Durchblutungsstörungen des Herzens und Herzschwäche war in einer Studie mit 150 000 ehemaligen Militärangehörigen ebenfalls signifikant erhöht.[14] Auch ein *Diabetes mellitus* und psychische Störungen wurden gehäuft nach Covid-19 beobachtet.

Post-Covid- und Long-Covid-Syndrom

Dass eine Covid-Infektion alles andere als harmlos sein kann, zeigt die Tatsache, dass beinahe ein Drittel der Betroffenen nach Covid die eigene ursprüngliche Leistungsfähigkeit nicht mehr erreicht. Ebenfalls durch Studien belegt sind anhaltende Beschwerden nach einer Covid-Infektion, die man in Long-Covid-Syndrom – also Beschwerden, die länger als vier Wochen anhalten – oder Post-Covid-Syndrom – bei dem die Beschwerden noch nach drei Monaten bestehen – unterscheidet. Bis zu 15 Prozent der Covid-Patienten und -Patientinnen scheinen davon betroffen zu sein.[15] Häufige Symptome sind außerdem chronische Müdigkeit, Schlaf- und Gedächtnisstörungen. Was Herzbeschwerden anbelangt, wurden Herzrasen, Herzstolpern und auch Missempfindungen anderer Art beschrieben. Dabei ist es unerheblich, ob man einen leichten oder schweren Verlauf hatte. Auch junge Menschen können dauerhafte Schäden durch Covid-19 davontragen.

Spürt man im Praxisalltag die steigende Zahl von Long-Covid-Fällen? Und werden die Betroffenen an entsprechende Rehaeinrichtungen überwiesen?

Die Anzahl an Menschen, die die Arztpraxis mit Verdacht auf ein Long-Covid-Syndrom aufsuchen, nimmt mehr und mehr zu. Die Diagnose ist schwierig zu stellen und noch schwieriger auszuschließen. Wenn viele Befunde darauf hinweisen und anhaltende Beschwerden vorliegen, werden Betroffene auch in spezielle Rehaeinrichtungen überwiesen. Sie müssen sich aber auf einen monatelangen Genesungsprozess einstellen.

Die möglichen Ursachen sind noch nicht ausreichend erforscht. Diskutiert werden chronische Entzündungsreaktionen aufgrund einer dauerhaften Ansiedelung des Virus im Herzgewebe, Autoimmunreaktionen sowie Beeinträchtigungen der Gefäße. Leider gibt es im Moment noch keine durch klinische Studien abgesicherte Therapie. Spezifische Medikamente sind allerdings in Entwicklung. Bis auf Weiteres kann man nur versuchen, auftretende Symptome medikamentös zu lindern.

Impfnebenwirkungen und das Herz

In der Zeit, als die ersten Covid-Impfungen zugelassen wurden, kam oftmals die Frage auf, ob sie das Herz schädigen könnten. Tatsächlich führt die Impfung mit einem sogenannten mRNA-Impfstoff selten zu einer Herzmuskelentzündung. Diese Nebenwirkung wurde in die Fach- und Gebrauchsinformationen der Hersteller aufgenommen. Die Nebenwirkungen treten überwiegend bei männlichen Jugendlichen und jungen Männern bis 29 Jahre auf, meist binnen einiger Tage nach der Impfung und gehäuft nach der zweiten Dosis. Der Verlauf ist oft mild und in fast allen Fällen kommt es zu einer kompletten Heilung ohne Langzeitfolgen.

Da nach jetziger Datenlage das Auftreten eines Long-Covid-Syndroms durch eine Impfung signifikant vermindert werden kann, scheinen die Vorteile einer Impfung auch bei jüngeren Menschen zu überwiegen.

Empfehlungen für die Praxis

Betroffene mit andauernden Symptomen nach einer Covid-19-Infektion, wie chronische Müdigkeit beziehungsweise Leistungsminderung, sollten kardiologisch untersucht werden, auch wenn in den meisten Fällen kein krankhafter Befund erhoben werden kann. Eine Impfung erscheint nach Abwägung der Vor- und Nachteile – denn jeder Mensch und dessen gesundheitliche Konstitution sind individuell zu betrachten – günstig zu sein, insbesondere um sich vor dem Long-Covid-Syndrom zu schützen. Im Falle einer Herzmuskelentzündung als Folge einer Infektion oder einer Impfung ist eine körperliche Schonung für einige Wochen einzuhalten.

Herz und Psyche bei jungen Menschen

Leider gelten psychische Beeinträchtigungen oder Erkrankungen in unserer Gesellschaft bei vielen Menschen nach wie vor als Makel oder gar als Charakterschwäche. Einige Betroffene zögern daher, ihrem Umfeld, manchmal auch den engsten Angehörigen, von ihrer schlechten psychischen Verfassung zu berichten. Zu groß ist das Schamgefühl und die Angst vor Respektverlust oder Zurückweisung. Damit verbaut man sich jedoch die Chance, belastende Faktoren seines Lebens in seinem Umfeld anzusprechen und aufzulösen.

Auswirkungen der Psyche auf das Herz

Eine rechtzeitige Therapie solcher belastenden Faktoren ist aber wichtig, denn halten ungelöste Konflikte über längere Zeit an, kommt es nicht selten zu einer Verlagerung des seelischen Problems auf die körperliche Ebene. Welches Organ, wenn nicht das Herz, wäre besser als Spiegelbild unserer Seele geeignet?

Herz und Psyche bilden eine unglaublich starke Achse in unserem Alltagsleben. Sie sind unzertrennliche Zwillinge, die sich gegenseitig beeinflussen können. Die Kommunikation läuft über unser bereits bekanntes vegetatives Nervensystem. Dieses auch autonomes Nervensystem genannte Geflecht können wir willentlich nicht beeinflussen. Vielmehr besteht es aus Reflexbahnen, die durch unterschiedliche Auslöser aktiviert werden. Ein Beispiel: Eine akute Stresssituation, eine starke Angst, ein belastender Konflikt oder ein extremer Schmerz werden über das vegetative Nervensystem direkt mit dem Herzen verknüpft. Die Botschaft lautet: Alarmsituation! Unser Herz reagiert auf diese Botschaft mit einem sprunghaften Anstieg der Herzfrequenz, möglichen Stolperern und einem Anstieg des Blutdrucks. Diese Alarmreaktion hat unseren Vorfahren in der Steinzeit ermöglicht, rasch und ohne großes Nachdenken auf Schlüsselreize, wie zum Beispiel die Silhouette eines Raubtiers oder verdächtige Geräusche, zu reagieren. Auch bei einem direkten Angriff war man binnen weniger Sekunden in der Lage, sich zu verteidigen.

Die körperliche Anpassung auf akuten Stress funktioniert heute noch genauso wie vor 20 000 Jahren. Die auslösenden Faktoren haben sich freilich komplett verändert. Alarmsituationen treten bei jungen Menschen heute in Form von Prüfungsangst, Versagensangst, Identitätskonflikten, übertriebenen Anforderungen an sich selbst und komplizierter Familien- und Karriereplanung auf, um nur die wichtigsten zu nennen. Dieser bewusste oder oft auch unbewusst erzeugte Stress kann über das vegetative Nervensystem zu Herzsymptomen führen, wie oben geschildert. Die meisten dieser Betroffenen sehen dann fälschlicherweise ihr Herz als Ursache für ihre Beschwerden an. Die Angst, an einer Herzerkrankung zu leiden, führt sie dann zur Kardiologin oder zum Kardiologen. Dabei ist es genau umgekehrt: Der ins Unterbewusstsein verdrängte Stress ist der Auslöser für die Herzbeschwerden. Das Herz selbst ist nur »Befehlsempfänger« des alarmierten vegetativen Nervensystems.

Angst macht krank

Die Angst vor Erkrankungen ist so alt wie die Menschheitsgeschichte selbst. Mit zunehmendem Alter wird man immer öfter mit der Tatsache konfrontiert, dass Gesundheit nicht selbstverständlich ist – und die meisten gewöhnen sich daran. Beim jungen Menschen hingegen, der sein Leben zum größten Teil noch vor sich hat, erzeugt der Gedanke an eine schwere Erkrankung des Herzens ein Schreckensszenario, in welchem sich katastrophale Folgen auf die eigene Lebensplanung ausgemalt werden.

Bis zu einem gewissen Grad sind solche Krankheitsängste natürlich nachvollziehbar. Sind sie aber übertrieben und lassen sie sich kaum noch kontrollieren, besteht möglicherweise eine *Hypochondrie*. Bei diesen Personen bestimmen Krankheitsängste den Alltag. Das gesamte Denken kreist oft ausschließlich um das Thema Gesundheit. Unzählige Arztbesuche sind die Folge. Typischerweise hält dann eine Beruhigung durch die Ärztin oder den Arzt nur für

Werden Kardiologinnen und Kardiologen für diesen Fall speziell ausgebildet?

Seit einigen Jahrzehnten gibt es die Zusatzbezeichnung Psychokardiologie. *Dieses Fachgebiet beschäftigt sich mit den wechselseitigen Auswirkungen von Herz und Psyche. Leider nimmt das Fachgebiet noch nicht den Raum bei Kardiologen und Kardiologinnen ein, der ihm eigentlich zusteht.*

kurze Zeit an. Dann geht es wieder von vorn los und es drängen sich Fragen auf wie: »Wurde ich auch richtig untersucht? Ist eine Diagnose übersehen worden?« Mit der Zeit können Misstrauen, Angst und Ärztehopping den Alltag prägen. Schlimmstenfalls wird noch »Dr. Google« befragt. Dabei ist allgemein bekannt, dass nahezu jede gesundheitliche Suchanfrage im Netz früher oder später bei Worst-Case-Diagnosen, wie Herzschwäche, plötzlicher Herztod oder Herzinfarkt, endet. Diese auch als Herzneurose bezeichnete Störung ist für die Betroffenen extrem belastend, zumal sie sich für ihre Ängste oft auch vor anderen schämen. Fragt man bei diesen Menschen genauer nach, gibt es manchmal traumatische Erfahrungen in der Familie oder im Freundeskreis, zum Beispiel durch den frühen plötzlichen Herztod eines Elternteils oder eines anderen Familienmitglieds.

In Bezug auf die Therapie gilt, auch wenn es sich banal anhört: Eine umfassende Aufklärung über den Zusammenhang und die gegenseitige Beeinflussung von Herz und Psyche ist das A und O, um den Betroffenen spürbar zu helfen. Eine vorherige organmedizinische

Abklärung zum Ausschluss einer tatsächlichen Herzerkrankung ist natürlich obligat. Ist sorgfältig geklärt, dass das Herz und die anderen Organe völlig gesund sind, können sich viele Personen auf die Möglichkeit einer psychischen Komponente ihrer Beschwerden einlassen. Es kann in diesem Zusammenhang nicht oft genug betont werden, wie wichtig es ist, dass die Betroffenen nicht stigmatisiert oder vonseiten der Ärzte und Ärztinnen auch noch getadelt werden. Aussagen nach dem Motto »Wieso sind Sie eigentlich hier?« sind absolut tabu.

Stressreduzierende Maßnahmen sowie die Beseitigung belastender Alltagssituationen und Konflikte sind natürlich das Mittel der Wahl. Ausdauersport und Meditation oder Achtsamkeitstraining können solche psychosomatischen Beschwerden oft deutlich reduzieren, manchmal sogar beseitigen. In Ausnahmefällen und bei starkem Leidensdruck ist in manchen Fällen eine medikamentöse Behandlung oder Psychotherapie erforderlich. Insgesamt sind die Heilungschancen gut.

Die Basis für ein gesundes Herz im jungen Lebensalter

Junge Menschen denken verständlicherweise in ihren besten Jahren nicht an das Älterwerden und die damit verbundenen Beschwerden. Allerdings ist es ein Fehler, bei Gesundheitsfragen nicht an die Zukunft zu denken. Wir kümmern uns schließlich auch um die finanzielle Absicherung und andere wichtige Dinge im Alter, selbst wenn es noch weit von uns entfernt ist. Deswegen möchten wir in unserem Ratgeber dieser Thematik ein kleines Kapitel widmen. Machen Sie zunächst doch einmal eine Bestandsaufnahme von Ihrem Herzzustand: Gibt es vielleicht schon Vorerkrankungen, wie hohen Blutdruck; haben Sie vielleicht angeborene oder erworbene Herzfehler? Wie sieht der aktuelle Lebensstil aus? Bewegen Sie sich genug, haben Sie Dauerstress, wie ausgewogen ist die Ernährung, wie viel Alkohol trinken Sie regelmäßig? Und was ist mit dem Zigarettenkonsum?

Ganz wichtig ist auch, sich mit der eigenen Familiengeschichte auseinanderzusetzen. An welcher Erkrankung sind die Eltern gestorben oder – wenn sie noch leben – welche Herzerkrankungen müssen behandelt werden? Wie sieht es bei den Geschwistern aus?

Anhand dieser grundsätzlichen Fragen können Sie in etwa Ihr *kardiovaskuläres Risiko* bezogen auf Ihre Lebenszeit abschätzen. Hilfe gibt Ihnen dabei die Anwendung eines Risiko-Scores (SCORE 2), den Sie im Internet herunterladen können. Aber Vorsicht: Selbst bei Menschen, die gesund leben und auch kein hohes Risiko in der Familie aufweisen, können sich Herzerkrankungen im späteren Alter einstellen. Sind in der Familie gehäuft Herzinfarkte oder Schlaganfälle aufgetreten, sollte neben dem Blutdruck auch der Cholesterinspiegel überprüft werden. Für Menschen, die ein erhöhtes Risiko aufweisen, ist die Einhaltung eines gesunden Lebensstils bereits in jungen Jahren die beste Investition für das Alter, die es gibt. Denken Sie daran: Es ist nie zu spät, aber auch nie zu früh. Auch die viel zitierte ausgeglichene Work-Life-Balance sollte in den Alltag integriert werden. Gerade durch die beruflichen Anforderungen in jüngeren Jahren entsteht oft ein Ungleichgewicht zwischen Arbeit und einem vernünftigen Ausgleich durch Freizeit, Sport oder Hobbys.

Wie kann eine Ärztin oder ein Arzt einen jungen Menschen für dieses Thema motivieren? Das stelle ich mir sehr schwierig vor.

Warum kümmern wir uns um unsere Altersvorsorge? Warum zahlen wir in Rentenkassen ein? Warum bringen wir unser Auto nach zwei Jahren zum Service? Warum gießen wir unsere Blumen? Und warum schnallen wir uns im Auto an?

Diese Fragen verdeutlichen, dass wir uns selbstverständlich um Dinge kümmern, die zum Teil noch weit in der Zukunft liegen. Warum sollte die Gesundheit eine Ausnahme machen?

Zugegeben: Als junger Mensch hat man oft anderes im Kopf, als Arzttermine zu vereinbaren. In der Regel sind auch keine häufigen Termine erforderlich, schon gar nicht in einer Praxis für Kardiologie. Dennoch empfiehlt es sich, in regelmäßigen Abständen, die je nach Vorerkrankungen, Lebensstil und Risiko individuell festzulegen sind, einen Check-up durchzuführen, der ein EKG, die Bestimmung des Blutdrucks und der Cholesterinwerte beinhaltet. Einmal im Leben sollte auch der Lipoprotein-a-Spiegel (LPa-Spiegel) bestimmt werden. Ist dieser eindeutig als Risikofaktor anzusehende Blutwert erhöht, sollten die oben genannten Empfehlungen dauerhaft umgesetzt werden.

Welche Fehler in jungen Jahren zu vermeiden sind

Sie sollten gar nicht erst mit dem Rauchen anfangen! Dieser Appell richtet sich an unsere, hoffentlich auch existierenden, ganz jungen Leser und Leserinnen. Viele Menschen legen, ohne es zu wissen, bereits als Jugendliche oder junge Erwachsene den Grundstein für zukünftige Gesundheitsprobleme beziehungsweise eine eingeschränkte Lebenserwartung, indem sie – meist aus einer Laune, aus Neugierde oder auch Gruppenzwang heraus – mit dem Rauchen anfangen. Verbieten Sie sich von Anfang an konsequent die Zigarette, denn gar nicht erst mit dieser Gewohnheit zu beginnen ist weitaus einfacher, als sie sich wieder abzutrainieren. Machen Sie sich bewusst, dass die Zigarette Ihr Leben um durchschnittlich sieben Jahre verkürzen wird.

Hören Sie nicht mit dem Sport auf! Viele junge Menschen betreiben bis zu einem gewissen Alter regelmäßig Sport, entweder in Vereinen oder im Freundeskreis. Kaum ist man im Beruf und hat vielleicht auch schon Familie, wird der Sport aus Zeitgründen oder Bequemlichkeit den anderen Verpflichtungen geopfert. Dabei ist er gerade in dieser Lebensphase so wichtig als Ausgleich für unsere alltägliche Belastungen. Wer sein Leben lang regelmäßig Sport treibt, lebt gesünder, lebt länger und wir im Alter seltener pflegebedürftig.

Ernähren Sie sich ausgewogen! Lassen Sie es nicht zu, dass Sie dauerhaft ungesunde und verarbeitete Lebensmittel konsumieren. Wer in jungen Jahren aus Zeitgründen oder Bequemlichkeit hauptsächlich Fast Food isst, dem fällt es schwer, diese gesundheitsschädliche Gewohnheit später wieder abzustellen. Leider ist es bei vielen jungen Menschen heutzutage die Ausnahme, die Mahlzeiten selbst zuzubereiten, denn überall lauern zeitsparende Verlockungen. Eigentlich schade, denn neben dem gesundheitlichen Aspekt hat Kochen auch eine soziale und stressabbauende Komponente.

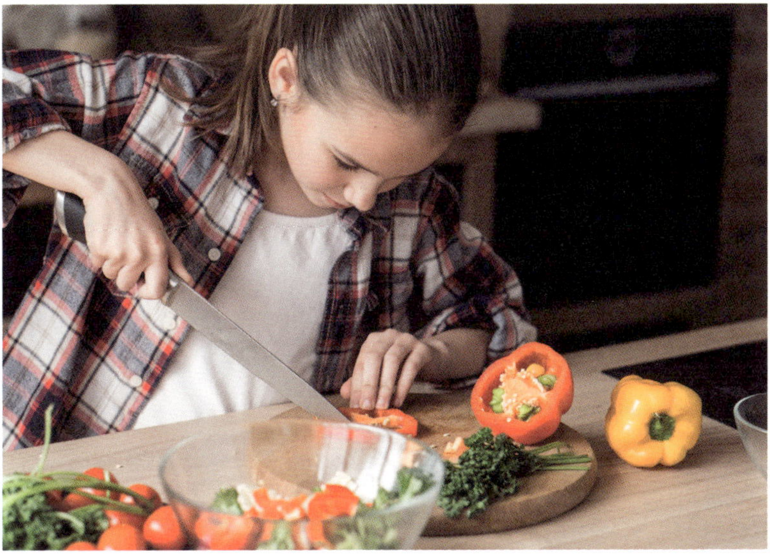

Früh übt sich, das gilt auch für unser Herz: Bereits in jungen Jahren wird der Grundstein für eine lebenslange Reduktion eines Herz-Kreislauf-Risikos gelegt.

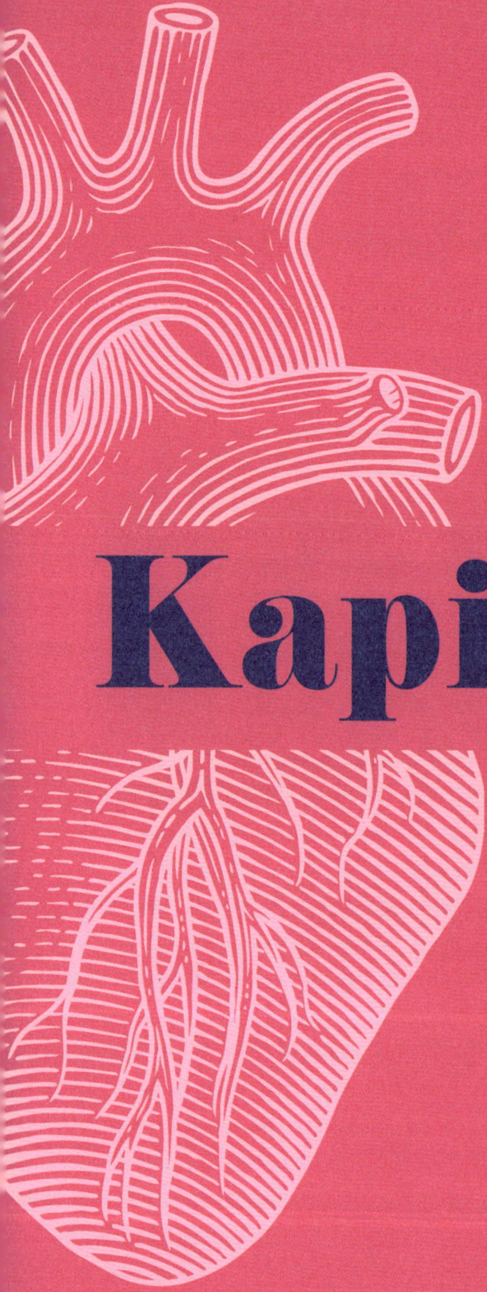

Kapitel 5

Herz-gesundheit im mittleren Alter – bis etwa 60 Jahre

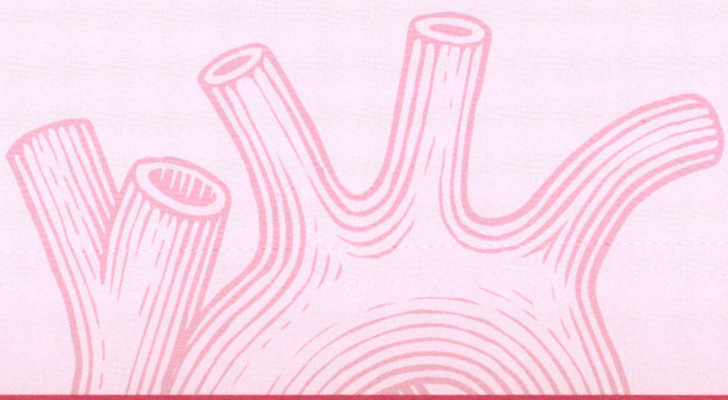

Physiologische Veränderungen mit zunehmendem Alter

Ungefähr mit dem 25. Lebensjahr erreichen wir unsere maximale körperliche Leistungsfähigkeit. Ab etwa 35 Jahren verlieren wir pro Jahr ein Prozent unserer Muskelmasse. Neben dem altersbedingten Rückgang der körperlichen Leistung muss sich der eine oder die andere mit ersten ernsthaften Erkrankungen auseinandersetzen. Im mittleren Lebensalter spätestens werden die Weichen gestellt. Karriere, Familie und individuelle Erfüllung wollen erfolgreich entwickelt und ausgebaut werden. Voraussetzung hierfür ist eine stabile Gesundheit. In diesem Kapitel beschreiben wir zunächst den physiologischen Alterungsprozess des Körpers und des Herz-Kreislauf-Systems im mittleren Alter. Bevor Sie jetzt allerdings frustriert das Buch zur Seite legen, möchten wir gleich mit einem Mutmacher nachlegen: Dem Altern kann effektiv entgegenwirkt werden.

Unser Herz-Kreislauf-System ist – wie wir bereits gelernt haben – anpassungs- und auch widerstandsfähig. Dennoch führen permanente schädliche Einflüsse auf unsere Gefäße mit der Zeit zu Veränderungen. Zunächst sind sie nur mikroskopisch, später auch makroskopisch nachweisbar. Die mechanische Reizung der Gefäßinnenwand durch die Blutdruckwelle, die mit jedem Herzschlag durch unseren Körper pulsiert, Schadstoffe wie Nikotin oder einfach auch nur ein zu hoher Cholesterin- beziehungsweise Zuckerspiegel führen zu Gefäßablagerungen, der sogenannten *Plaquebildung* und einer Abnahme der Elastizität des Herzens und der Gefäße. Gegen den altersbedingten Verschleiß ist zumindest im Moment noch kein Kraut gewachsen. Die Ausprägung ist individuell verschieden und vermutlich auch genetisch bedingt. Alle übrigen Faktoren lassen sich jedoch sehr gut positiv beeinflussen. Es ist die Aufgabe jedes Einzelnen im mittleren Alter, sich so wenig wie möglich den schädlichen Einflüssen auf Herz und Kreislauf auszusetzen.

Die häufigsten Erkrankungen

In diesem Kapitel finden sich viele von Ihnen bestimmt wieder. Die beschriebenen Erkrankungen sind in aller Munde, aber selbst wenn Sie noch nicht betroffen sein sollten, wissen Sie ja: Vorbeugen ist die beste Medizin. Wir werden hierzu nicht nur Basiswissen vermitteln, sondern auch hier warten wieder Hintergrundinformationen mit Aha-Effekt auf Sie.

Bluthochdruck

Vor mehr als 300 Jahren, genauer gesagt 1711, geschah etwas bis dato Unerhörtes: Der britische Pfarrer Hales führte ein etwa drei Meter hohes Glasrohr in die Arterie eines Pferdes ein, beobachtete, dass das Blut in dem Röhrchen aufstieg, und erbrachte damit als Erster den Beweis der Existenz des Blutdrucks. Wer hätte damals gedacht, dass die Bestimmung der Blutdruckwerte 300 Jahre später im Rahmen einer ärztlichen Routineuntersuchung nicht mehr wegzudenken ist? Und dies aus gutem Grund, denn mittlerweile ist die arterielle Hypertonie unsere Volkskrankheit Nummer eins. Die Blutdruckmessung am Oberarm, wie wir sie heute durchführen, hat Scipione Riva-Rocci 1896 erfunden. Deshalb verwenden wir ihm zu Ehren oft die Abkürzung RR, wenn wir den Blutdruck dokumentieren.

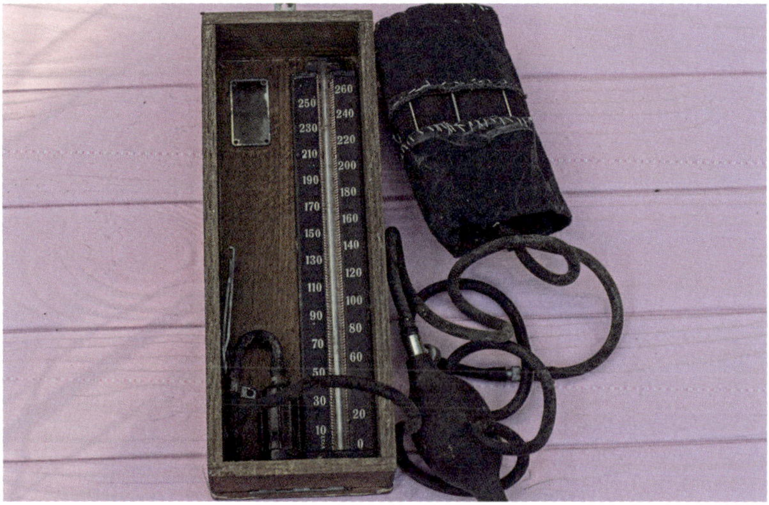

Blutdruckmessgerät aus dem vorigen Jahrhundert

Wissenswertes zum Blutdruck

Als Blutdruck bezeichnen wir die Kraft, die das Blut auf die Wand von Arterien beziehungsweise Venen ausübt. Er hängt von zwei Komponenten ab: der Pumpkraft des Herzens und der Elastizität beziehungsweise dem Durchmesser der Gefäße. Gemessen wird er in Millimeter Quecksilbersäule (mmHg). Diese Einheit stammt aus der Zeit, als man zum Ablesen des Wertes eine Quecksilbersäule (chemische Abkürzung Hg) benutzte. Angegeben werden zwei Werte: der systolische und der diastolische Blutdruck. Die Systole ist der Moment, in dem sich der Herzmuskel maximal anspannt und das Blut in den Körper pumpt. Wie bereits auf Seite 39 detaillierter beschrieben, bezeichnet die Diastole die Phase, in der das Herz sich entspannt und wieder mit Blut füllt. Der diastolische Wert wird auch als Grundtonus in den Gefäßen bezeichnet. Noch vor einigen Jahrzehnten galt als Normwert für den systolischen

Welchen Blutdruck hat denn eigentlich eine Giraffe?

Eine Giraffe hat einen systolischen Blutdruck von ungefähr 280 mmHg, das ist ein mehr als doppelt so hoher Druck wie bei uns Menschen. Dieser hohe Druck ist aber verständlich, da das Blut ja irgendwie bis zum Hirn gepumpt werden muss. Ein Pferd übrigens hat ähnliche Druckverhältnisse wie wir Menschen.

Blutdruck: 100 plus Lebensalter. Für einen 70-Jährigen galt also ein systolischer Wert bis zu 170 mmHg als normal. Von dieser Küchenweisheit ist nichts übrig geblieben, allerdings wird man in der Sprechstunde immer wieder damit konfrontiert. Laut den Empfehlungen heutzutage gelten als erhöhter Blutdruck Werte von höher als 140/90 mmHg, und zwar für jedes Lebensalter. Nur bei ganz betagten Menschen sind auch etwas höhere Werte ärztlicherseits »erlaubt«.

Bewertung	Systolischer Druck in mmHg	Diastolischer Druck in mmHg
Niedriger Blutdruck	90	60
Optimaler Blutdruck	90–120	60–80
Normaler Blutdruck	120–140	80–90
Erhöhter Blutdruck	140–160	90–99
Stark erhöhter Blutdruck	≥160	≥100

Falls Sie an Bluthochdruck leiden, befinden Sie sich übrigens in guter Gesellschaft: Von dieser Erkrankung sind auch Prominente wie Thomas Gottschalk, Angelina Jolie, Tom Hanks, Will Smith, Bill Clinton und George Clooney betroffen.

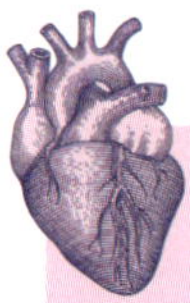

Langjähriger Bluthochdruck ist lebensgefährlich

Wussten Sie schon, welche berühmten Persönlichkeiten an den Folgen ihres Bluthochdrucks starben?

Franklin D. Roosevelt: Der amerikanische Präsident starb 1945 an einer Hirnblutung.

Winston Churchill: Der britische Premierminister starb 1965 an einem Schlaganfall.

Boris Jelzin: Der russische Präsident starb an Herzversagen im Jahre 2007.

Josef Stalin: Der sowjetische Diktator starb 1953 an einem Schlaganfall.

Die häufigsten Fragen zum Thema Hypertonie

Über hohen Blutdruck könnte man im Grunde genommen ein eigenes Buch schreiben. Hier wollen wir zumindest einmal einen Blick auf die häufigsten Fragen werden.

Welche Ursachen gibt es für erhöhten Blutdruck?

Bei 90 bis 95 Prozent der Betroffenen gibt es keine spezielle Ursache für die arterielle Hypertonie. Zwei Faktoren scheinen die Entstehung des hohen Blutdrucks zu begünstigen: das Alter und unsere Gene. Ab dem mittleren Lebensalter nimmt die Häufigkeit der Erkrankung kontinuierlich zu. Mit über 60 Jahren hat jeder zweite Mensch hohen Blutdruck. In einigen Fällen finden wir eine Erkrankung oder Ursache, die sekundär zu erhöhten Blutdruckwerten führt. Dazu zählen Nierenerkrankungen, Schlafapnoe-Syndrom, hormonelle Störungen und bestimmte Medikamente.

Warum habe ich schwankende Blutdruckwerte?

Wir sind keine Präzisionsmaschinen. Der Blutdruck ist keine statische Größe, sondern unterliegt tageszeitlichen Schwankungen. Einfluss haben Faktoren wie Stress, körperliche Aktivität, Temperaturschwankungen und unser Biorhythmus. Typischerweise haben wir nachts die niedrigsten

Blutdruckwerte, mit einem Anstieg in den frühen Morgenstunden. Bei der Messung in der Arztpraxis sind fast bei jedem Menschen die Blutdruckwerte höher als bei den Messungen zu Hause. Für dieses Phänomen haben wir sogar einen Namen: der berühmte »Weißkitteleffekt«. Will man daher bei einem Verdacht auf Bluthochdruck verlässliche Messungen vornehmen, helfen regelmäßige Messungen oder eine Langzeitblutdruckmessung zu Hause weiter.

Warum ist hoher Blutdruck gefährlich?

Hoher Blutdruck und die damit verbundene mechanische Reizung der Gefäßinnenwand durch die immer wieder pulsierende Druckwelle schädigt auf Dauer unseren Organismus. Es kommt zu Entzündungen, Umbauprozessen, Plaquebildung und Aussackungen *(Aneurysmen)* der Gefäße. Auch die Blutgefäße, die die Nieren, die Augen und das Gehirn versorgen, werden durch hohen Blutdruck geschädigt und es kommt zu entsprechenden Erkrankungen wie einer Nierenfunktionsstörung. Viele Betroffene entwickeln zudem irgendwann eine Herzinsuffizienz.

Habe ich eine Chance, dass sich die Werte wieder normalisieren?

Das hängt von der individuellen Konstitution ab. Je mehr ich einen bisher ungünstigen Lebensstil verändern kann, desto größer ist die Chance, eines Tages wieder auf Medikamente verzichten zu können. Beispiel: Ein 50-jähriger Mann stellte sich mit schlechten Blutdruckwerten trotz Einnahme von drei Blutdrucksenkern in der Praxis vor. Nach ausführlicher Beratung konnte er durch Gewichtsabnahme, Ausdauersport und Verzicht auf Alkohol nach zwölf Monaten seine Medikamente komplett absetzen.

Auf keinen Fall sollten Sie jedoch eigenhändig Medikamente absetzen oder umstellen. Die Folgen können fatal sein.

Wie messe ich den Blutdruck richtig und mit welchem Gerät?

Die Blutdruckmessung erfolgt entweder am Oberarm oder am Handgelenk. Eine beidseitige Messung sollte durchgeführt werden, wobei die höhere Messung zählt. Bei Messung am Handgelenk sollte die Hand auf Herzhöhe liegen; der Oberarm nimmt diese Position im Sitzen meist von selbst ein. Vor der Messung sollten fünf Minuten Ruhe eingehalten werden.

Blutdrucksenkung ohne Medikamente – geht das?

Ein gesunder Lebensstil mit Schwerpunkt auf Ausdauersport und Gewichtskontrolle kann den Blutdruck signifikant senken. Alkohol und Salz sollten nur mäßig konsumiert werden. Seriöse Studien bezüglich Naturheilmitteln und alternativer Heilmethoden zu diesem Thema liegen nicht vor. Das heißt nicht, dass das eine oder andere Hausmittelchen nicht wirksam ist, aber man kann solche Mittel nicht auf wissenschaftlicher Basis empfehlen. Es gibt auch hilfreiche Maßnahmen, die eher kurios erscheinen: Ein entspannter Friseurbesuch, Bachs Präludium und die Anschaffung eines Hundes senken den Blutdruck signifikant.

Gibt es einen idealen Blutdruckwert?

Generell gilt: je niedriger unser Blutdruck, desto geringer die schädlichen Auswirkungen auf unser Gefäßsystem. Zu niedrig darf er allerdings auch nicht sein, denn wir brauchen einen gewissen Druck, um unsere Organe adäquat mit Blut versorgen zu können. Als optimaler Blutdruck gilt allgemein ein Wert von 120/80 mmHg. Gerade Menschen im höheren Alter haben mit diesem Wert jedoch häufig Beschwerden in Form von Schwindel oder Müdigkeit und fühlen sich mit einem etwas höheren Blutdruck wohler.

Ich bin Hypertoniker und fühle mich pudelwohl. Muss ich trotzdem meinen Blutdruck messen?

Leider sagt unser Befinden oft nichts über die Höhe unseres Blutdrucks aus. Sogar Werte von 150/90 mmHg machen in der Regel keine Beschwerden, sind auf Dauer jedoch schädlich. Daher sollte man als Hypertoniker oder Hypertonikerin unabhängig von seinem Allgemeinbefinden immer den Blutdruck im Auge haben.

Grundsätzliches zur Behandlung des hohen Blutdrucks

Bei der Behandlung der arteriellen Hypertonie verfolgen wir zwei Ansätze: Verbesserung beziehungsweise Änderung des Lebensstils sowie die medikamentöse Therapie. Es versteht sich von selbst, dass die nichtmedikamentösen Maßnahmen die erste Wahl sind, um eine bestenfalls gänzlich natürliche und nachhaltige Senkung des Blutdrucks zu erzielen. Diese beinhalten ein normales Körpergewicht, gesunde Ernährung, regelmäßig Sport und Stressreduktion. Auf die genauen Empfehlungen wird in Kapitel 7 eingegangen.

Blutdruckmedikamente

Stellen Sie sich vor, Sie paddeln in einem Kanu auf einem Fluss, halten an und strecken die Hand ins Wasser. Jetzt spüren Sie an Ihrer Handfläche den Druck, mit dem das Wasser flussabwärts läuft. Nach einigen Kilometern wird das Flussbett auf einmal enger und es bildet sich durch ein Gefälle im Flussbett zusätzlich eine Stromschnelle. Wenn Sie jetzt die Hand ins Wasser halten, bemerken Sie, dass der Druck deutlich stärker geworden ist.

Mit diesem einfachen Beispiel können Sie die Faktoren verstehen, die den Messwert unseres Blutdrucks verändern: die Gefäßweite und die Herzkraft. Unser Blutdruck kann analog zum Fluss durch Veränderung der Gefäßweite angepasst werden. Dabei gilt ein Naturgesetz: Je enger das Gefäßsystem ist, desto höher steigt der Druck. Ein weiterer Faktor, der den Blutdruck mitbestimmt, ist die Herzkraft, mit dem das Blut in die Schlagadern gepumpt wird. In unserem Flussbeispiel wäre die Kraft das Gefälle zwischen zwei Flussabschnitten. Je größer das Gefälle ist, desto größer wird die Kraft, mit der das Wasser den Fluss hinunterläuft.

In welchen Fällen wird deiner Erfahrung nach eine Lebensstiländerung am häufigsten vollzogen?

Leider bedarf es bei vielen Betroffenen oft eines »Warnschusses«, um eine anhaltende Lebensstiländerung zu initiieren und vor allem auch durchzuhalten. Das soll heißen: Die Bereitschaft, etwas zu ändern, steigt, sobald wir mit einer Diagnose oder Erkrankung konfrontiert wurden. Das muss nicht unbedingt eine persönliche Erfahrung sein. Oft reicht auch ein negatives Ereignis im Freundeskreis oder bei Angehörigen.

Aber auch ein gutes Arztgespräch, ein Vorbild und manchmal tatsächlich auch ein guter Ratgeber erhöhen die Chancen für die Umsetzung eines gesunden Lebensstils.

Nun können wir auch die beiden wesentlichen Komponenten verstehen, über die Medikamente den Blutdruck senken: Sie reduzieren entweder die Herzkraft oder sorgen für weite Gefäße. Paradebeispiel für eine Minderung der Herzkraft ist die Therapie mit einem Betablocker. Er sorgt dafür, dass Stresshormone nicht an die sogenannten Betarezeptoren des Herzens andocken können. Dadurch schlägt das Herz auch langsamer.

Unser Blutdruck wird sehr genau an die jeweiligen Bedürfnisse unserer Organe angepasst. Eine sehr wichtige Substanz in diesem Steuerungssystem ist *Angiotensin*. Zirkuliert zu viel davon in unserem Körper, führt dies über eine Gefäßverengung und Steigerung der Herzkraft zu einem Blutdruckanstieg. Zur Behandlung eines dauerhaft zu hohen Blutdrucks wurden daher sinnigerweise

Was genau meinst du mit Stresshormonen?

Stresshormone oder Katecholamine *braucht jeder Organismus. Sie werden hauptsächlich in der Nebenniere gebildet und sorgen für eine Aufrechterhaltung des Kreislaufs. Neben Cortison gelten Adrenalin und Noradrenalin als die wichtigsten Stresshormone. Diese binden auch an die oben beschriebenen Betarezeptoren am Herzen und sorgen für einen schnelleren Herzschlag und höheren Blutdruck. Betablocker – oder effektive Entspannung – wirken sich hier positiv aus.*

Medikamente entwickelt, welche die Bildung von Angiotensin verhindern beziehungsweise dessen Wirkung abschwächen. Wir bezeichnen sie als ACE-Hemmer (für *angiotensin converting enzyme*) oder AT1-Blocker (für Angiotensinrezeptorblocker).

Wenn eine Gefäßverengung zu einem Blutdruckanstieg führt, muss eine Gefäßerweiterung das Gegenteil bewirken. Diese Tatsache machen wir uns mit einer weiteren Medikamentengruppe zunutze: die Kalziumantagonisten. Sie vermindern die Kontraktion der Gefäßwände und weiten somit das gesamte Gefäßsystem. Die Folge ist ein sinkender Blutdruck.

Die wassertreibenden Medikamente schließlich, auch *Diuretika* genannt, führen über die Entwässerung des Körpers, aber auch durch eine direkte Wirkung an den Nieren zur Blutdrucksenkung. Diuretika werden gern in Kombination mit einem anderen Blutdrucksenker verordnet.

Was passiert, wenn ich das mir verordnete Medikament ein paar Tage nicht nehme?

Wird ein Medikament einmal vergessen, sind die Folgen meist nicht so gravierend. Wenn es allerdings einige Tage nicht eingenommen wird, verschlechtern sich die Blutdruckwerte wieder schrittweise. Im schlimmsten Fall kommt es zu einer Blutdruckkrise.

Nebenwirkungen von Blutdrucksenkern

Wenn von Medikamenten die Rede ist, taucht früher oder später die Frage nach Nebenwirkungen auf. Sie ist berechtigt und jede Ärztin oder jeder Arzt sollte sie ernst nehmen. Die Angst vor Nebenwirkungen ist der Hauptgrund, warum viele Menschen ihre Medikamente erst gar nicht einnehmen. Die häufigste »Nebenwirkung« von Blutdrucksenkern ist: die Blutdrucksenkung. Das klingt paradox, denn genau dies soll ja erreicht werden. Man muss jedoch wissen, dass Menschen mit Bluthochdruck, die seit Jahren höhere Werte gewohnt sind, eine Reduktion auf normales Niveau anfangs als unangenehm empfinden können. Sie fühlen sich matt und antriebslos. Allerdings dauert diese Gewöhnungsphase in der Regel nur ein paar Tage. Bei Verwendung eines Betablockers können diese Beschwerden jedoch anhalten. Die Betroffenen fühlen sich dann wie ausgebremst. Bei den ACE-Hemmern kommt es relativ häufig zu einem lästigen Reizhusten. Kalziumantagonisten können durch die Gefäßerweiterung zu Ödemen und Gesichtsrötung führen. Die Diuretika schließlich bewirken einen häufigeren Harndrang, der nicht selten zu Einschränkungen im Alltag führt.

Wie motivierst du auch skeptische Patienten und Patientinnen zur Einnahme von Medikamenten?

Entscheidend bei der Einnahme von Medikamenten ist, dass der Nutzen das Risiko überwiegt. Ich kläre die Betroffenen auf, was passieren kann, wenn man Medikamente nimmt, aber auch wenn man keine Medikamente nimmt. Die meisten akzeptieren dann eine potenzielle Nebenwirkung. Außerdem sind die wenigsten Nebenwirkungen von Medikamenten im Herz-Kreislauf-Bereich wirklich gefährlich.

Dies ist natürlich nur eine winzige Auswahl an Nebenwirkungen, sie beschreibt jedoch die häufigsten. Grundsätzlich gilt: Jede Wirkung auf ein geschlossenes System – wie unser Organismus eines ist – muss zwangsläufig auch eine Nebenwirkung haben. Das gilt für Medikamente genauso wie für Naturprodukte oder auch Homöopathie. Selbstverständlich muss der Nutzen immer die Nachteile überwiegen.

Besprechen Sie alle auftretenden Veränderungen mit Ihrer Ärztin oder Ihrem Arzt. Setzen Sie aber nie Medikamente eigenständig ab. Hier kann es zu lebensgefährlichen Situationen kommen.

Warum nehmen wir Medikamente?

Es gibt nur zwei Gründe, ein Medikament zu nehmen: die Erwartung auf Linderung von Beschwerden oder die Aussicht, damit die Krankheit einzudämmen und zu heilen beziehungsweise die Lebenserwartung zu erhöhen. Trifft bei einem Medikament weder das eine noch das andere zu, muss die Einnahme kritisch infrage gestellt werden. Gehen Sie doch einmal unter diesem Aspekt Ihren Medikamentenplan mit der Ärztin oder dem Arzt Ihres Vertrauens durch.

Durchblutungsstörungen

Alle Organe in unserem Körper müssen ständig ausreichend durchblutet werden, um mit Sauerstoff versorgt zu sein. Kritisch wird die Durchblutung, wenn die Blutgefäße eines oder mehrerer Organe sich verengen oder sogar verschließen, etwa durch ein Blutgerinnsel. Je nach Grad der Verengung kommt es dann zu einer langsam reduzierten Sauerstoffversorgung oder gar einem abrupten Abbruch dieser Versorgung – mit der Folge, dass das betroffene Gewebe abstirbt.

Der Herzinfarkt: Weiterhin hohe Sterblichkeit

Über den Herzinfarkt lässt sich wohl sagen, dass er die Erkrankung ist, die von den meisten Menschen als das Horrorszenario schlechthin eingeschätzt wird. Er gilt als Synonym für den plötzlichen, nicht vorhersehbaren Tod, der in Sekundenschnelle das

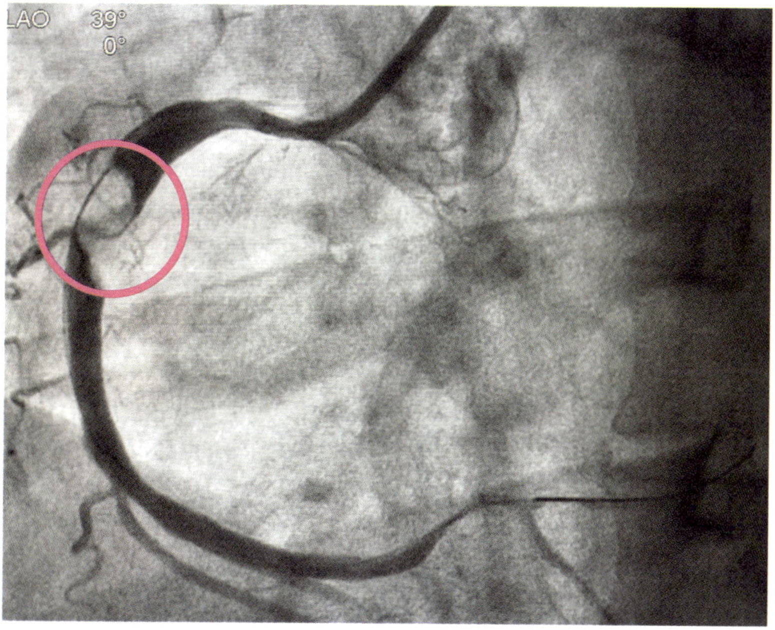

Hier lässt sich ein fast vollständiger Gefäßverschluss in einem Herzkranzgefäß erkennen.

Leben von oft auch jüngeren Menschen beendet – und das ist leider wahr. Wahr ist aber auch, dass sich die Überlebenschancen bei Herzinfarkt in den letzten Jahren signifikant verbessert haben. Der Deutsche Herzbericht 2021 zeigt deutlich den Rückgang der Todesfälle – bei einer aber immer noch zu hohen Gesamtzahl an Todesfällen nach einem Herzinfarkt.[16]

Gefäßschäden als Ursache eines Herzinfarkts

Einem Herzinfarkt, also dem »Worst Case« oder »Super-GAU« in unseren Gefäßen, gehen meist schon längere Zeit bestimmte Gefäßveränderungen voraus. In den allermeisten Fällen liegen einem

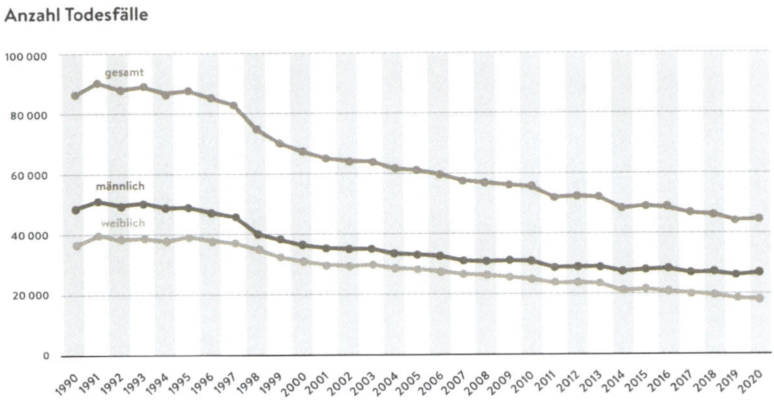

Die Zahl der Herzinfarkte, die tödlich enden, hat seit den 1990er-Jahren sichtbar abgenommen.

Infarkt entzündete Gefäße zugrunde. Die Entzündung ist hierbei nicht im Sinne einer Infektion zu verstehen, sondern im Sinne einer chronischen Gefäßschädigung durch Risikofaktoren wie Rauchen, erhöhtes Cholesterin und Diabetes. Die chronische Entzündung führt zu Ablagerungen (Plaques) in der Gefäßinnenwand. Spontan oder durch einen mechanischen Reiz kann diese verletzliche (vulnerable) Plaque im schlimmsten Fall einreißen oder aufbrechen. Diese *Plaqueruptur* wäre halb so schlimm, wenn unser Gerinnungssystem nicht sofort alarmiert würde. Wie bei einer oberflächlichen Wunde entsteht dann im Gefäß ein Blutpfropf (*Thrombus*), der das Gefäß komplett verschließen kann. Ein Herzinfarkt entsteht demnach in Sekunden. Die Voraussetzungen, die dazu führen, werden dagegen über Jahrzehnte geschaffen.

Symptome eines Herzinfarkts

Herr Müller wacht sehr früh morgens mit starken Schmerzen in der Brust auf. Er fühlt sich, als ob ein Lkw über ihn gefahren wäre. Der Schmerz, der anfänglich nur hinter dem Brustbein lokalisiert war, strahlt nach einigen Minuten bis in den Hals und in den linken Arm aus. Herr Müller fängt an zu schwitzen. Er bekommt Angst, und Übelkeit steigt auf. Nach einigen Stunden lässt der Schmerz endlich nach. Herr Müller entscheidet sich, am selben Morgen in die Praxis seines Vertrauens zu gehen. Mit sorgenvoller Miene zeigt die Ärztin dem Patienten das EKG: »Sie hatten einen Herzinfarkt, Herr Müller.« Diese nicht erfundene Geschichte ist leider kein Einzelfall. Unzählige Todesfälle oder schwere Herzinfarkte mit lebenslanger Beeinträchtigung könnten vermieden werden, wenn die typischen Symptome rechtzeitig erkannt würden und darauf reagiert werden würde.

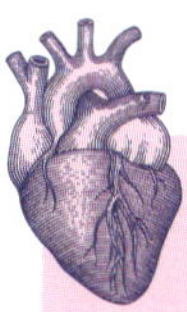

Bei diesen Symptomen den Notdienst rufen

- Schmerzen hinter dem Brustbein oder auch im gesamten Brustkorb mit Ausstrahlung in den linken Arm
- Atemnot
- starkes Schwitzen
- begleitende Übelkeit und Erbrechen
- begleitendes Angstgefühl

Notruf/Erste Hilfe: 112, Patientenservice: 116 117

Gibt es Frühwarnsysteme, zum Beispiel eine Smartwatch, die im Notfall Hilfe holt?

Leider gibt es das bisher nicht. Das wäre eine Aufgabe für künstliche Intelligenz in der Medizin. Allerdings berichten viele Betroffene, sie hätten ihre Beschwerden schon Tage vorher verspürt, natürlich in deutlich abgemilderter Form. Diese beginnenden Beschwerden könnten durchaus als Frühwarnsystem fungieren.

Ein Herz kann man nicht reparieren: Folgen eines Herzinfarkts

Auch wenn der Sänger Udo Lindenberg mit seinem Liedtext wahrscheinlich nicht den Herzinfarkt gemeint hat, sondern ein gebrochenes Herz durch Liebeskummer, trifft die Aussage zu 100 Prozent zu, wenn sie auf die möglichen nachteiligen Folgen eines Infarkts für unseren Herzmuskel bezogen wird. Tatsache ist: Stirbt ein Teil des Herzmuskelgewebes als Folge einer Durchblutungsstörung bei einem Herzinfarkt ab, ist dies nicht mehr rückgängig zu machen. Der Herzmuskel hat im Gegensatz zu anderen Zellen in unserem Körper nicht die Möglichkeit einer Regeneration. Daraus ergeben sich zwei Konsequenzen: Je mehr Herzmuskelzellen durch eine frühzeitige Behandlung gerettet werden, desto geringer sind die späteren Auswirkungen des Infarkts. Zweitens: Ist ein Teil des Herzmuskels erst einmal abgestorben, kann die Therapie nur noch die Folgen der Erkrankung lindern, jedoch nicht mehr den ursprünglichen Ausgangszustand herstellen.

Therapiemöglichkeiten: Intervention per Herzkatheter

Stellen Sie sich einmal Ihr verschlossenes Herzkranzgefäß als einen langen Tunnel vor, dessen Fahrbahn durch heruntergefallene Gesteinsbrocken komplett blockiert ist. Damit der Verkehr wieder fließen kann, werden die Gesteinsbrocken mit einer baggerähnlichen Maschine an die Tunnelwand geschoben und dort fixiert. Etwas filigraner natürlich, aber vom Prinzip her sehr ähnlich sorgt eine Herzkatheteruntersuchung mit Ballondilatation und nachfolgender Stentimplantation beim akuten Infarkt im Idealfall binnen einiger Minuten für einen wieder freien Durchfluss des Blutes. Damit sich das Gefäß nicht gleich wieder verschließt, gibt der Stent Medikamente ab, die ein solches Szenario verhindern sollen. Außerdem erhält die oder der Betroffene für mindestens ein Jahr dauerhaft blutverdünnende Medikamente. Schnelles Erkennen der Symptome (Seite 131) sowie schnelles Handeln können idealerweise jeglichen Schaden von unserem Herzen abwenden.

Die allererste »Herzkatheteruntersuchung« fand bereits vor fast 100 Jahren statt: 1929 fasste Werner Forßmann einen Entschluss, der ihm zunächst den Rausschmiss aus seiner Klinik durch den bis heute berühmten Arzt Ferdinand Sauerbruch bescherte, einige Jahre später aber dann den Nobelpreis einbringen sollte. Nachdem einige Probanden und Probandinnen höflich, aber bestimmt abgelehnt hatten, setzte er sich kurzerhand den ersten Herzkatheter der Menschheitsgeschichte selbst über eine Ellenbogenvene. Er schob den Katheter bis in sein rechtes Herz vor und dokumentierte diesen Erfolg mit einem Röntgenbild.

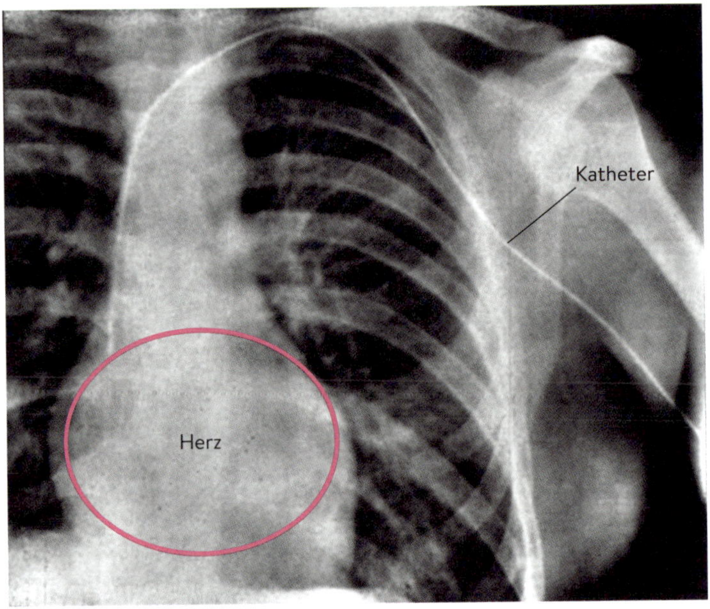

Röntgenaufnahme von Werner Forßmann, der sich selbst den ersten Herzkatheter legte und dafür später den Nobelpreis erhielt

Was heute als selbstverständlich gilt und zigtausendmal am Tag durchgeführt wird, war damals ein medizinisches Abenteuer mit ungewissem Ausgang. Sauerbruch soll gesagt haben: »Mit solchen Kunststücken habilitiert man sich im Zirkus und nicht an einer anständigen deutschen Klinik.« Auch die berühmtesten Ärzte können sich irren!

Die Herzkatheteruntersuchung gilt als einer der größten medizinischen Meilensteine und läuft heute sehr routiniert ab. Meist wird eine Arterie am Handgelenk oder in der Leiste aufgesucht und nach örtlicher Betäubung mit einer kleinen Kanüle punktiert. An-

Gibt es alternative Behandlungsmethoden?

In Deutschland gibt es mittlerweile flächendeckend Krankenhäuser mit Herzkatheterlaboren. Therapie der Wahl ist das akute Aufdehnen eines verschlossenen Gefäßes mit einem Stent. Früher (und heute auch noch in Ländern ohne optimale medizinische Versorgung) stand als Alternative eine medikamentöse Lysetherapie zur Verfügung. Mit diesen intravenös verabreichten Medikamenten konnte der Thrombus aufgelöst werden. Aufgrund der besseren Wirksamkeit von Stents wird diese Methode in Deutschland mittlerweile fast nicht mehr angewandt.

schließend wird über eine Einführhilfe mit Rückschlagventil der Katheter innerhalb der Arterie vorsichtig Richtung Herz geschoben. Die Katheter sind an ihrer Spitze so geformt, dass sie den Abgang der linken beziehungsweise rechten Koronararterie aus der Aorta in der Regel gut erreichen können. Ist dies gelungen, wird über den Katheter Kontrastmittel direkt in das Gefäß injiziert und gleichzeitig mit einer Röntgenanlage gefilmt. So erhält man gewissermaßen einen optischen »Abguss« des gesamten Herzkranzgefäßsystems, denn das Kontrastmittel ist im Röntgenbild sichtbar. Wird eine Engstelle oder ein Verschluss erkannt, führt man einen winzigen Metalldraht über den Katheter in das Herzkranzgefäß ein und versucht die Engstelle beziehungsweise den Verschluss damit zu überwinden. Im nächsten Schritt kann dann auf den Metalldraht ein Ballon aufgezogen werden, der mit Flüssigkeit gefüllt ist. Über ein hydraulisches Drucksystem wird der Ballon aufgedehnt und presst das thrombotische Material an die Gefäßwand. Im letzten Schritt wird

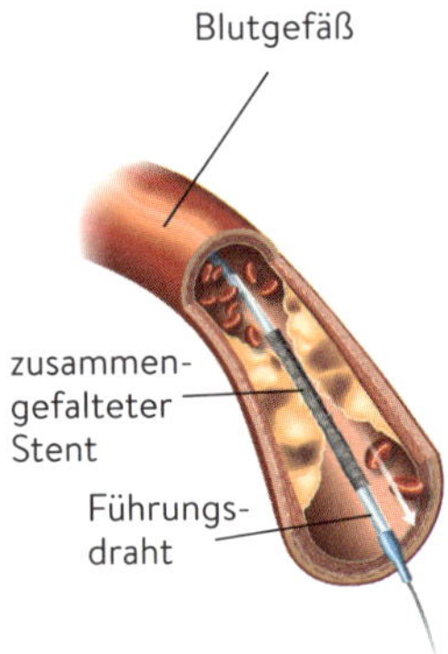

1. Der zusammengefaltete Stent wird mithilfe eines feinen Drahts an der Engstelle im verengten Herzkranzgefäß platziert.

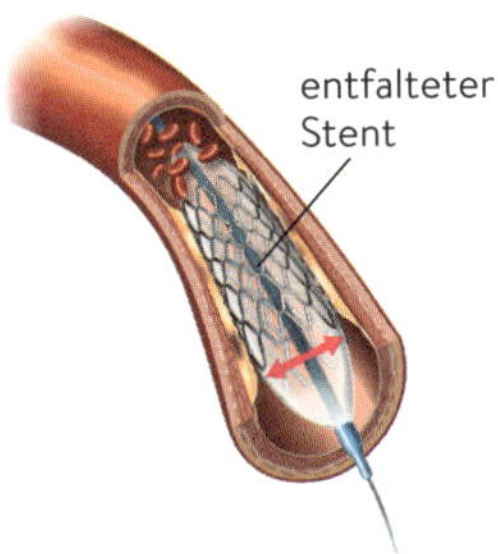

2. Mit hydraulischem Druck wird der Stent aufgedehnt.

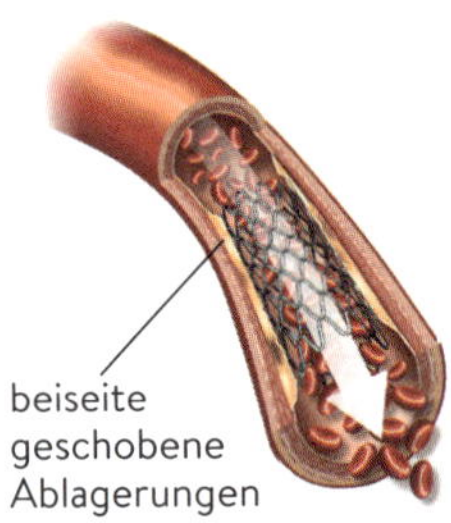

3. Nachdem der Stent sich im Herzkranzgefäß entfaltet hat, ist dieses wieder frei und das Blut kann ungehindert hindurch fließen.

anstelle des Ballons ein Stent in das Gefäß eingeführt (Abbildung oben). Hierbei handelt es sich um eine filigrane, röhrenförmige Metallkonstruktion, die sich wie ein feines Röhrchen im Gefäß auf-

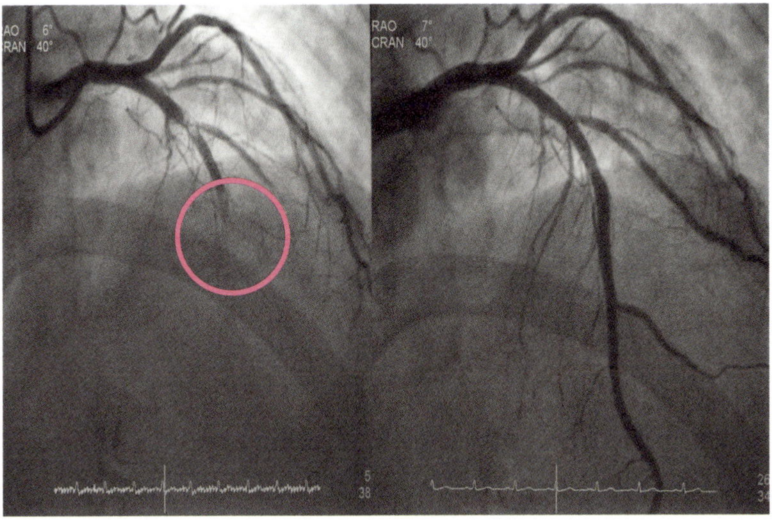

Röntgenbild der Herzkranzgefäße mit Kontrastmittel; links: »Abbruch« des Gefäßes; rechts: Nach Aufdehnung ist das Gefäß wieder durchblutet.

spannt und dafür sorgt, dass ein anhaltender Durchfluss im Gefäß garantiert ist. Zum Ende der Untersuchung wird sämtliches Material inklusive Einführhilfe entfernt und die kleine Wunde manuell oder mit einem Verschlusssystem abgedichtet. Idealerweise dauert ein Eingriff nicht länger als 30 Minuten.

Chronische Durchblutungsstörungen

Glücklicherweise führt nicht jede Durchblutungsstörung am Herzen gleich zu einem Herzinfarkt. Viel häufiger sind die chronischen Durchblutungsstörungen, die wir koronare Herzerkrankung nennen. Nehmen wir noch einmal das Beispiel mit dem Tunnel: Bei den chronischen Durchblutungsstörungen kommt es nicht zu einem Einsturz mit kompletter Blockierung der Fahrbahn. Stellen Sie sich eher eine Baustelle mit Fahrbahnverengung vor. Der Verkehr kann fließen, wird jedoch durch die Verengung behindert, was bei entsprechendem Verkehrsaufkommen zu einem Stau führt. Beim Herzkranzgefäß entspricht die Baustelle einer Verengung durch eine Kalkablagerung. Diese führt ab einer gewissen Ausprägung (meist ab einem Verschluss von 80 Prozent) zu Beschwerden. Während die Blutversorgung für das Herz im Ruhezustand oft noch ausreicht, kann sie bei Anstrengung den vermehrten Sauerstoffbedarf der Muskulatur nicht mehr decken. Betroffene spüren das anhand der typischen *Angina pectoris* (Seite 71). Aber auch Atemnot ohne Schmerzen und Herzrhythmusstörungen unter Belastung gehören zu den Symptomen. Wie beim Herzinfarkt, nur nicht so dringlich, ist auch bei der chronischen Durchblutungsstörung die Aufdehnung des Gefäßes die am besten geeignete Therapie. Auch hier werden Ballons und Stents genutzt, um sozusagen die Fahrbahn freizuräumen.

Stent, Bypass oder Medikamente?

Die gerade beschriebenen Stents sind zwar das häufigste Hilfsmittel, um Betroffenen zu helfen, allerdings längst nicht die einzigen. Es gibt aber Fälle, in denen Menschen aus unterschiedlichen Gründen keine Stents implantiert werden können. Manchmal lässt es die Anatomie der Gefäße nicht zu oder das Risiko einer Gefäßverletzung durch den Stent ist zu hoch. Was aber dann? Kommen wir noch einmal auf unseren Vergleich mit dem Tunnel zurück. Nehmen wir an, in einem langen Tunnel wären wir über eine Strecke von zehn Kilometern einer Fahrbahnverengung nach der anderen ausgesetzt. Welchen Erfolg hat dann die Beseitigung einer einzelnen Engstelle? Wir würden ein paar Hundert Meter fahren und dann wieder im Stau stehen. Kluge Autofahrerinnen

Wie kann es sein, dass unsere Herzkranzgefäße bis zu einer Einengung von 80 Prozent funktionieren?

Unsere Gefäße haben die Fähigkeit der Autoregulation. Das bedeutet, dass sie beim Gesunden den Blutfluss im Herzen um das Fünffache steigern können. Erst ab einer Verengung des Gefäßes um etwa 80 Prozent nimmt diese sogenannte Flussreserve rapide ab und die oder der Betroffene bekommt Beschwerden.

und -fahrer wählen in solchen Fällen eine Alternative. Sie verlassen die Straße vor der Baustelle und fahren über eine Nebenstraße einige Kilometer später wieder auf dieselbe Straße: Sie benutzen also eine Umleitung. Das englische Wort hierfür heißt *Bypass*, das sich mit »Umleitung« übersetzen lässt. Mit einem Bypass überbrückt man also sämtliche Verengungen *(Stenosen)* des Herzkranzgefäßes.

Der Bypass ist die große Domäne der Herzchirurgie. Heutzutage verwendet man am besten körpereigene Arterien oder Venen als Umleitung. Die Venen stammen aus den Beinen und werden an die Hauptschlagader operativ angeschlossen. Sie verlaufen dann von der Hauptschlagader (Aorta) bis zum Anteil des Gefäßes, der nicht mehr verengt ist. Dort werden sie mit dem Herzkranzgefäß mit einer sogenannten *Anastomose* verbunden. Besser und deutlich haltbarer sind körpereigene Arterien. Denn diese sind ja im Gegensatz zu den Venen einen arteriellen Blutdruck gewohnt. Glücklicherweise hat die Natur uns mit einer Schlagader ausgestattet,

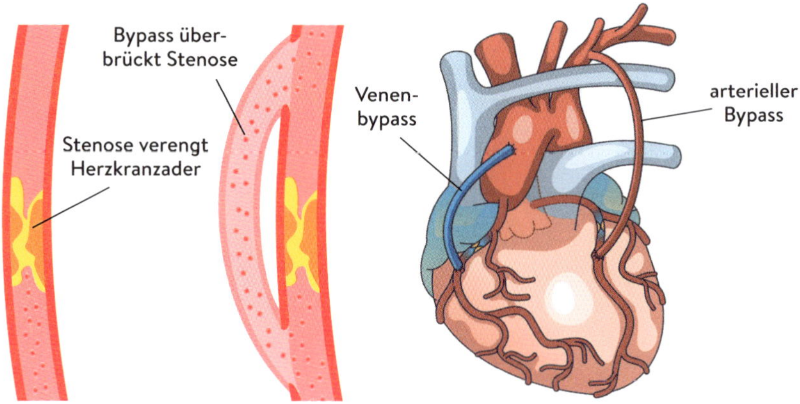

Mit dem Bypass (in der rechten Grafik blau markiert) wird eine Verengung oder Blockade im Blutgefäß umgangen.

die von der Schlüsselbeinarterie in Herznähe zur Innenwand des Brustkorbs läuft. Diese Schlagader kann chirurgisch von ihrer ursprünglichen Position gelöst, zum Herzen verlegt und schließlich mit dem betroffenen Herzkranzgefäß verbunden werden.

Vor allem jüngere Patienten und Patientinnen und solche mit Diabetes mellitus mit eingeschränkter Herzfunktion profitieren vom Bypass. Leider gibt es auch Nachteile. Die Schlaganfallrate im Rahmen einer Operation ist erhöht und viele Betroffene benötigen eine längere Regenerationszeit.

Kommen weder ein Stent noch ein Bypass infrage, stehen gefäßerweiternde Medikamente für die Behandlung zur Verfügung. Sie sind jedoch weder in puncto Beschwerdelinderung noch bei der Lebenserwartung den anderen beiden Methoden ebenbürtig und können, wie die meisten Arzneimittel, gewissen Nebenwirkungen bergen.

Was ist der bessere Bypass, die Arterie oder die Vene? Sind beide einfach als Ersatzteil in unserem Körper zu haben?

Am besten eignen sich Arterien für einen Bypass. Denn diese sind im Gegensatz zu den Venen den Blutdruck in den Gefäßen gewohnt. Tatsächlich gibt es auch Arterien in unserem Körper, die wir nicht dringend brauchen. Dazu gehören Arterien an der Innenseite unseres Brustkorbs und eine von zwei Unterarmarterien.

Welche Behandlung für die betroffene Person die beste ist, entscheiden übrigens die zuständigen Ärztinnen und Ärzte in sogenannten *Heart Teams* gemeinsam, um wirklich alle Parameter einer Person und ihres Gesundheitzustands berücksichtigen zu können.

Herzrhythmusstörungen

Vorhofflimmern gilt als die häufigste anhaltende Herzrhythmusstörung in Deutschland. Das Risiko, im Laufe des Lebens Vorhofflimmern zu entwickeln, liegt bei 25 Prozent. Ab einem Alter von 70 Jahren ist jeder zehnte Mensch betroffen.[17] Im Gegensatz zu seinem Namensvetter Kammerflimmern kann man nur in extremen Ausnahmefällen direkt an der Rhythmusstörung Vorhofflimmern sterben. Allerdings drohen weitere Herzbeschwerden und auch Schlaganfälle, wenn man die Erkrankung nicht erkennt und damit auch nicht behandelt. Die Zahl an Krankenhauseinweisungen ist erhöht und die Lebenserwartung insgesamt signifikant verringert.

Vorhofflimmern

Beim Vorhofflimmern schlägt das Herz völlig außer Takt. Der taktgebende Sinusknoten (Seite 43) hat seine Funktion verloren, die Vorhöfe werden unkontrolliert elektrisch erregt und ziehen sich nicht mehr ordnungsgemäß zusammen. Dadurch funktioniert das geordnete Zusammenspiel mit den Herzkammern nicht mehr: Das Herz schlägt unregelmäßig und meist sehr schnell bis zu 160-mal pro Minute; es ist auch eine zwar unregelmäßige, aber fast normale Herzfrequenz möglich.

Wie kann man sich denn die Entstehung von Vorhofflimmern erklären?

Stellen Sie sich einen Teich vor, der zunächst ganz ruhig ohne Wasserbewegung vor Ihnen liegt. Jetzt kommt ein Regenguss. Die Regentropfen klatschen unregelmäßig auf die Wasseroberfläche und erzeugen kleinste kreisförmige Wellenbewegungen. Nach ein paar Minuten ist die gesamte Wasseroberfläche in totaler Unruhe.

Vorhofflimmern entsteht durch eine Vielzahl von unkoordinierten Erregungszentren (in unserem Beispiel die aufklatschenden Regentropfen), die elektrische Impulse abgeben, die unseren ursprünglichen Rhythmus, den Sinusrhythmus, ersetzen. Diese Erregungszentren haben leider die Fähigkeit, im Vorhof (in unserem Beispiel der Teich) sogenannte kreisende Erregungen entstehen zu lassen. Diese stimulieren sich permanent gegenseitig. Der Vorhof kommt wie die Wasseroberfläche nicht zur Ruhe und eine koordinierte Erregung ist nicht möglich.

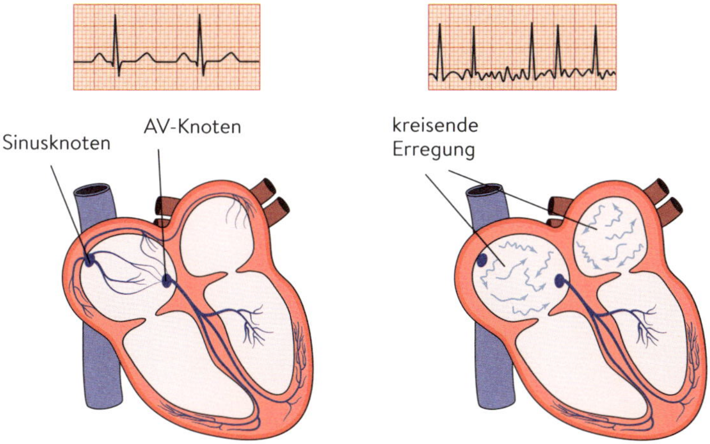

Normaler Sinusrhythmus (links) und Vorhofflimmern (rechts). In der rechten Abbildung sind deutlich multiple kreisende Erregungen im Vorhof zu erkennen.

Die Symptome sind bei jedem Menschen unterschiedlich. Manche geraten beim plötzlichen Auftreten eines unregelmäßigen Herzschlags sofort in Panik, bei anderen – man vermutet fast bei jedem zweiten – tritt Vorhofflimmern ohne Beschwerden oder nur mit ganz geringen Symptomen auf. Sogenannte Leitsymptome könnten sein:

- ein unregelmäßiger, schneller Herzschlag
- Luftnot bei Belastung
- ein allgemeines Schwächegefühl
- Schwindel
- Schmerzen in der Brust (eher selten)

In der Regel haben jüngere Betroffene oder bereits herzkranke Menschen ausgeprägtere Symptome. Ältere Menschen haben oft keine Beschwerden und die Rhythmusstörung wird erst bei einem Routine-EKG in der Hausarztpraxis entdeckt. Mittlerweile gibt es Armbanduhren, die über Hautkontakt relativ zuverlässig in der Lage sind, Vorhofflimmern zu erkennen. Eine Smartwatch mit Apfelsymbol als Medizinprodukt? Alles ist heute vorstellbar.

Der häufigste Risikofaktor für Vorhofflimmern ist das Alter. Außerdem gehen hoher Blutdruck, Nikotin- und Alkoholkonsum sowie Dauerstress gehäuft mit Vorhofflimmern einher.

Typischerweise tritt ein spürbares Vorhofflimmern zu Beginn der Erkrankung eher sporadisch auf und verschwindet oft auch von allein wieder – so wie in unserem Beispiel ein kurzer Regenschauer. In diesem Stadium kann man durch Blutdruckeinstellung, Lebensstiländerung und spezifische Medikamente (sogenannte *Antiarrhythmika*) das Vorhofflimmern noch einigermaßen in Schach halten. Mit zunehmender Dauer werden die Anfälle immer häufiger, Dauerregen stellt sich ein und das Vorhofflimmern verschwindet nicht mehr von selbst. Durch eine gezielte elektrische Energieabgabe wie bei einem Stromstoß, der sogenannten elektrischen Kardioversion, gelingt es meist, den Sinusrhythmus doch wiederherzustellen. Die anschließende Rückfallquote ist jedoch sehr hoch.

Lässt sich Vorhofflimmern nicht mithilfe der elektrischen Kardioversion behandeln, so kommt eine andere Therapie infrage, die sogenannte Verödung. Vor einigen Jahrzehnten hat man entdeckt, dass die krankhaften Erregungszentren vornehmlich an der Einmündung der Lungenvenen (Pulmonalvenen) in den linken Vorhof lokalisiert sind. Mit der sogenannten *Pulmonalvenenisolation* gibt es seit einigen Jahren die Möglichkeit, diese störenden hyperaktiven Erregungszentren mit einem über ein Blutgefäß in der Leiste eingeführten Katheter elektrisch zu isolieren. Durch Anwendung von Strom oder Kälte wird um die Erregungszentren herum ein Narbengewebe erzeugt. Narben können bekanntlich elektrische Impulse nicht weiterleiten, daher entsteht um diese Bereiche herum eine Art Barriere. In unserem vorigen Beispiel würde man einfach eine große Plane über den Teich spannen. Der Regen (die hyperaktiven Zentren) würde dadurch nicht gestoppt, jedoch das Aufprallen auf den Teich verhindert werden.

Lässt sich das Vorhofflimmern mit einer der genannten Therapien nicht beseitigen, muss die oder der Betroffene blutverdünnende Medikamente einnehmen. Der Grund dafür ist folgender: Wenn

Stromstoß? Das hört sich aber gefährlich an!

Keine Sorge. Der Strom wird kontrolliert und individuell dosiert von einem externen Defibrillator über Hautelektroden abgegeben. Eine Ärztin oder ein Arzt ist grundsätzlich anwesend. Der Stromstoß bewirkt, dass jede einzelne Herzmuskelzelle zur selben Zeit elektrisch erregt wird. Die kreisenden Erregungen können sich dann nicht weiter ausbreiten und fallen in sich zusammen. Bei erfolgreicher Therapie nimmt das Herz nach einer kurzen schöpferischen Pause von wenigen Sekunden seine Arbeit wieder auf. Wie ein Computer beim Betätigen der Neustart-Taste fährt es sein ureigenes Betriebsprogramm wieder hoch und es stellt sich wieder ein Sinusrhythmus ein.

Damit ist das Problem Vorhofflimmern gelöst?

Leider nicht. Trotz immer besserer Technik gelingt es aktuell nur bei etwa 70 Prozent der Betroffenen, das Vorhofflimmern dauerhaft zu beseitigen. Viele Betroffene müssen also mit der Rhythmusstörung mehr oder weniger gut leben. Ein Trostpflaster: Menschen mit jahrelangem Vorhofflimmern bemerken in den meisten Fällen die Rhythmusstörung entweder gar nicht mehr oder nur in geringem Ausmaß.

Blut zu langsam fließt, gerinnt es gern. Daher musste man übrigens früher, wenn ein Schwein geschlachtet wurde, das frisch aufgefangene Blut im Bottich kräftig rühren. Ansonsten gerann es sofort.

Durch die fehlende geordnete Vorhofkontraktion fließt das Blut bei Vorhofflimmern entsprechend langsam und in manchen Regionen des Vorhofs können Blutgerinnsel *(Thromben)* entstehen. Wenn diese sich lösen, werden sie mit dem Blutstrom in die linke Herzkammer und den großen Kreislauf gespült. Sie können dann zu einer Verstopfung von Schlagadern führen, und zwar vornehmlich im Gehirn, was sich letztendlich in Schlaganfällen darstellt.

Die Blutverdünner verhindern die Gerinnselbildung und schützen uns damit vor entsprechenden Schäden. Leider erkaufen wir uns diesen Effekt mit einer erhöhten Blutungsrate bei Bagatellverletzungen, Operationen und Unfällen.

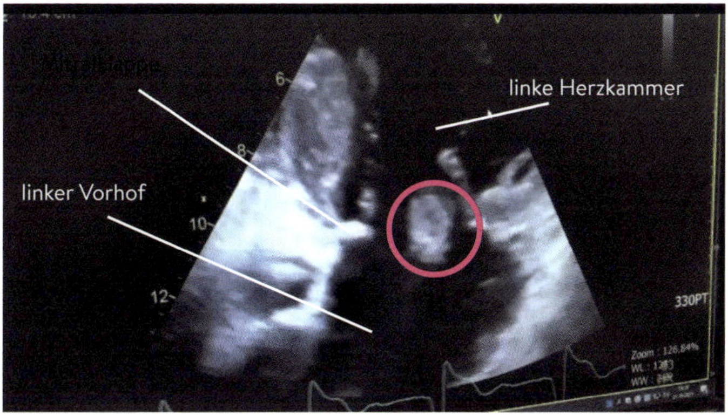

Eingekreist lässt sich deutlich ein großes Blutgerinnsel (Thrombus) zwischen Vorhof und Herzkammer erkennen.

Eine individuelle Behandlung für eine komplexe Erkrankung

Vorhofflimmern ist eine häufige, komplexe Erkrankung. Die Behandlungsmöglichkeiten sind vielfältig und hängen vom Alter des Betroffenen, von der Intensität der Beschwerden und von den Begleiterkrankungen ab. Prinzipiell gilt: Je früher man Vorhofflimmern behandelt, desto größer ist die Aussicht auf Erfolg. Je älter die Betroffenen sind und je mehr Risikofaktoren vorliegen, desto notwendiger ist eine Blutverdünnung.

Kammerflimmern und plötzlicher Herztod

»Plötzlich und unerwartet«: So stand es in der Todesanzeige. Einmal mehr war ein junger Mensch gestorben. Er sei einfach umgefallen, hieß es. Trotz sofortiger Hilfe und aller Wiederbelebungsmaßnahmen habe man nichts mehr retten können. Dieses leider immer noch viel zu häufige Ereignis nennt man in der Kardiologie »plötzlicher Herztod«.

Ausgelöst wird der plötzliche Herztod durch eine bösartige *(maligne)* Herzrhythmusstörung, die wir Kammerflimmern nennen. Das Herz schlägt nicht mehr im eigentlichen Sinne, sondern zuckt eher oder flimmert mit einer Frequenz von über 300 Schlägen pro Minute. Eine Füllung des Herzens mit Blut oder ein geregelter Bluttransport ist dadurch nicht mehr möglich. Es tritt ein Kreislaufstillstand ein, der unbehandelt nach wenigen Minuten unweigerlich zum Tod führt.

Die häufigste Ursache für Kammerflimmern ist die koronare Herzerkrankung (KHK) oder der akute Herzinfarkt. Im Rahmen einer

Kann ich mich vor einem plötzlichen Herztod schützen?

Ja, zumindest bedingt. Die Einstellung beziehungsweise Behandlung der Risikofaktoren (Seite 50) sowie das Erkennen von Warnsignalen, wie Angina pectoris, kurze Bewusstlosigkeiten oder eine zunehmende Herzinsuffizienz, können einem plötzlichen Herztod vorbeugen.

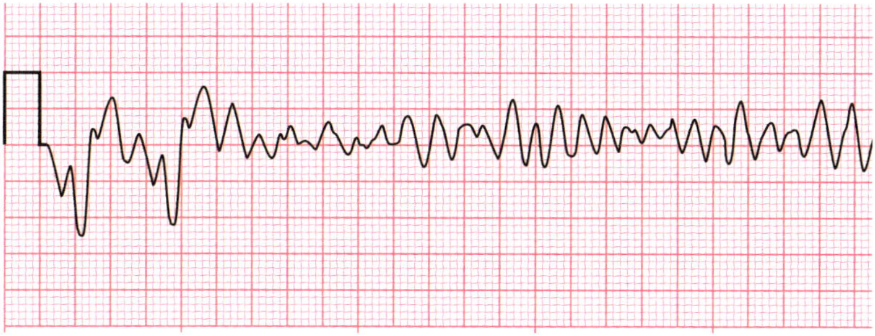

EKG mit Kammerflimmern. Es besteht keine geordnete Herzaktion mehr.

akuten oder chronischen Durchblutungsstörung kann das Herz elektrisch instabil werden. Seltenere Ursachen sind Herzklappenfehler, Herzmuskelerkrankungen und angeborene Herzfehler. Beim sogenannten *Long-QT-Syndrom* liegt eine angeborene oder erworbene Störung der elektrischen Abläufe in der Herzmuskelzelle vor. Leider sind diese ansonsten vollkommen herzgesunden Menschen mit einem erhöhten Risiko für den plötzlichen Herztod behaftet. Besonders gefährdet sind darüber hinaus Menschen, die bereits einen Herzstillstand überlebt haben oder deren Herzkraft stark eingeschränkt ist. In diesen Fällen kann die Implantation eines internen Defibrillators ein weiteres Ereignis verhindern. Das Gerät ist in der Lage, Kammerflimmern zu erkennen und durch eine kontrollierte Stromabgabe zu beenden.

Herzmuskelerkrankungen

Der Herzmuskel ist die entscheidende Komponente für eine gesunde Herzfunktion. Eine Schädigung ist oft mit den Symptomen der Herzschwäche und leider auch mit einer eingeschränkten Lebenserwartung verbunden.

Am häufigsten wird der Muskel durch eine akute oder chronische Durchblutungsstörung in Mitleidenschaft gezogen. Es gibt aber noch andere Ursachen, die im Folgenden erörtert werden.

Dilatative Kardiomyopathie

Diese Form der Herzmuskelerkrankung geht mit einer Erweiterung *(Dilatation)* und Leistungseinschränkung des Herzmuskels einher. Das Herz kann dann eine enorme Größe erlangen. Deswegen nennt man diese Veränderung auch *cor bovinum* (»Ochsenherz«). Stellen Sie sich den Muskel wie einen ausgeleierten Expander vor. Die Muskelzellen greifen durch die Überdehnung nicht mehr korrekt ineinander. Der Muskel verliert an Kraft. Durch die Dilatation werden auch die Herzklappen auseinandergezogen und schließen nicht mehr richtig, was zu einer zusätzlichen Belastung des Herzens führt. Die Ursachen der *dilatativen Kardiomyopathie* sind oft unbekannt. In manchen Fällen liegt eine erbliche Komponente vor. Dann können auch jüngere Menschen betroffen sein. Das gilt auch, wenn die Kardiomyopathie als Folge einer Herzmuskelentzündung auftritt oder eine andere seltene Ursache hat. Auch übermäßiger Alkoholkonsum verursacht gern eine dilatative Kardiomyopathie.

Leider gibt es bisher keine ursächliche Therapie dieser Erkrankung. Mit Medikamenten kann man aber das Herz unterstützen und sowohl Symptome als auch die Lebenserwartung verbessern.

Hypertrophe Kardiomyopathie

Diese seltenere Form der Herzmuskelerkrankung geht mit einer krankhaften Verdickung der Herzwände einher. Anders als bei der Skelettmuskulatur ist eine Muskelverdickung des Herzens ein ungünstiges Zeichen, weil dies fast immer auf eine Erkrankung hin-

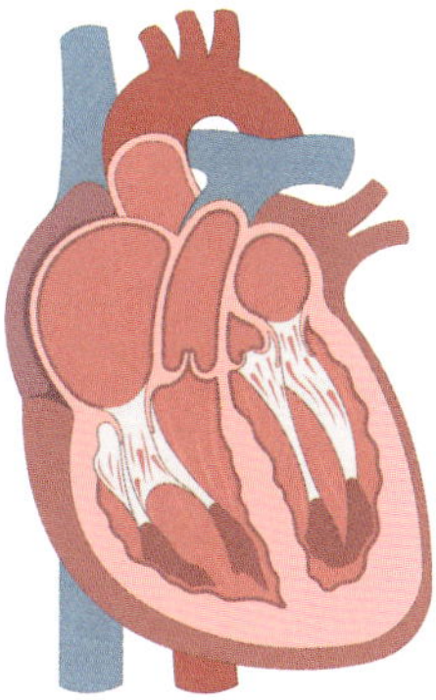

1. Gesundes Herz: Alles ist so, wie es sein sollte.

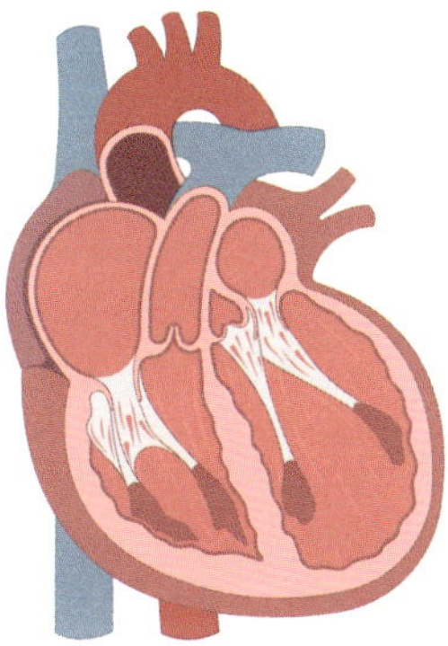

2. Dilatative Kardiomyopathie: Die Herzkammer ist krankhaft erweitert.

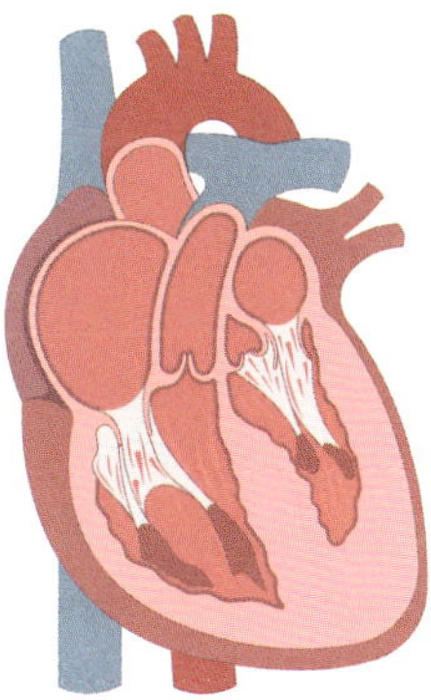

3. Hyperthrophe Kardomyopathie: Der Herzmuskel ist krankhaft verdickt.

weist und durch das zusätzliche Gewebe die Arbeit des Herzens beeinträchtigt wird. Meist steckt die Ursache in einem Gendefekt.

Darüber hinaus gibt es auch sogenannte Muskelspeichererkrankungen mit Herzwandverdickung. Bei diesen lagern sich krankhafte Proteine im Herzmuskel ab und stören dessen Funktion. Für einige spezielle Formen dieser Speichererkrankungen gibt es eine spezifische Therapie.

Herz und Psyche im mittleren Lebensalter

Eine ernsthafte Herzerkrankung im mittleren Alter, wie zum Beispiel ein Herzinfarkt oder eine Herzmuskelerkrankung, hat nicht nur körperliche Konsequenzen, sondern bewirkt auch auf psychischer Ebene häufig Beeinträchtigungen, die sogenannten Anpassungsstörungen. Laienhaft gesprochen kommen Betroffene mit der neuen Situation beziehungsweise der Erkrankung nicht zurecht. Das ist kein Wunder: Auch in diesem Alter halten sich die meisten erst einmal für unsterblich. Gerade Männer fühlen sich verantwortlich für die finanzielle Absicherung der Familie. Die Versorger- und Beschützerrolle wird durch eine Herzerkrankung infrage gestellt. Wenn durch die Erkrankung auch der Arbeitsplatz gefährdet ist oder eine gewohnte körperliche Arbeit nicht mehr ausgeführt werden kann, treten zusätzlich Existenzängste auf und das Selbstbewusstsein geht in den Keller. Bei einigen Menschen stellt sich eine regelrechte Depression ein, die Studien zufolge die Prognose zum Beispiel nach Herzinfarkt oft negativ beeinflusst.

Kann ich den Herzmuskel eigentlich trainieren?

Prinzipiell kann man jeden Muskel trainieren, auch den Herzmuskel. Im Gegensatz zum Skelettmuskel ist seine Wachstumsmöglichkeit allerdings begrenzt. Ab einer gewissen Muskeldicke ist eine vernünftige Durchblutung durch die Herzkranzgefäße nicht mehr gewährleistet. Trainierte Herzen nennen wir Sportlerherz. Diese Herzen sind größer und schlagen kräftiger. Das Schlagvolumen ist größer. Deshalb kann sich das Herz leisten, beim trainierten Menschen langsamer zu schlagen.

Eine psychokardiologische Behandlung kann hier oftmals helfen, die betroffene Person psychisch zu stabilisieren. In erster Linie geht es um Akzeptanz der Erkrankung und der daraus resultierenden Situation. Gleichzeitig sollen Kompensationsmechanismen erlernt werden. Welche positiven Konsequenzen ziehe ich aus der Erkrankung? Kümmere ich mich wieder etwas mehr um mich selbst und meine eigenen Bedürfnisse? Gehe ich mit meiner Zeit kostbarer um? Lebe ich gesünder und finde Erfüllung in sozialem Engagement, Sport und Bewegung? Ich kenne viele Beispiele von Betroffenen, die tatsächlich innerlich gestärkt aus einer gesundheitlichen Krise herausgekommen sind.

Fällt es Betroffenen schwer, über ihre seelischen Probleme zu sprechen?

Ja und nein. Der Zusammenhang von Herz und Psyche ist vielen Betroffenen nicht bewusst. Es ist die Aufgabe der Ärztin oder des Arztes, dies anzusprechen. Einige Betroffene fühlen sich anfangs gehemmt, ihre seelischen Probleme zu äußern. Das gilt für Frauen genauso wie für Männer. Mit behutsamen Fragen und einem offenen Ohr kann eine Ärztin oder ein Arzt vielen die Sicherheit geben, dass sie mit ihrem Anliegen nicht stigmatisiert, sondern ernst genommen werden und – wenn sie es wollen – auch Unterstützung erhalten.

Mein Tipp: Sprechen Sie bei Ihrem Praxisbesuch grundsätzlich alle Probleme an, auch die seelischen. Sprechen Sie auch mit Partnern oder Partnerinnen, Angehörigen und Freunden und Freundinnen. Sie werden sehen, wie viel unerwartete Unterstützung Sie erhalten.

Herzgesundheit im mittleren Lebensalter

Auch wenn man als Kind und junger Mensch nie Probleme mit dem Herzen hatte, wird es ab einem bestimmten Alter wichtig, sich darum zu kümmern, dass das Herz noch möglichst lange gesund bleibt. Es gibt bestimmte Risikofaktoren, die man kennen sollte, um gezielt vorbeugen zu können. Hat sich bereits eine Herzerkrankung entwickelt, ist es wichtig, die Therapiemöglichkeiten zu kennen und anzuwenden. Wird ein Bluthochdruck beispielsweise frühzeitig und wirksam mit Änderungen des Lebensstils und, falls nötig, auch Medikamenten kontrolliert, schützt dies Gefäße und Herz nachhaltig.

Persönliches Risiko und Prävention

Wie bereits im Kapitel 3 besprochen, ist die Einschätzung des individuellen Risikoprofils bezüglich Herz-Kreislauf-Erkrankungen ab einem gewissen Alter nicht nur sinnvoll, sondern sogar obligat. Dies gilt natürlich insbesondere, wenn sich bereits Herz-Kreislauf-Erkrankungen, wie ein Herzinfarkt, ereignet haben. Den meisten Betroffenen ist nicht klar, dass sie mit einer erfolgreichen Behandlung beziehungsweise Beseitigung ihrer Risikofaktoren ihre Lebenserwartung um ein Vielfaches verbessern können. Mit einfachen Mitteln lässt sich in einigen Minuten für jeden Menschen das individuelle Risiko bestimmen. Dies bestimmt dann das Ausmaß der präventiven Therapie.

Prävention bedeutet, zum jetzigen Zeitpunkt Vorkehrungen zu treffen, die sich in naher oder ferner Zukunft positiv auswirken. Oder anders ausgedrückt: Durch präventive Maßnahmen lassen sich potenziell gefährliche Situationen oder Ereignisse verhindern. Bestes Beispiel im Alltag: Der Sicherheitsgurt im Auto. Jeden Tag verringern wir mit dieser Maßnahme die Wahrscheinlichkeit, bei einem Unfall zu sterben. An diesem Beispiel lässt sich auch gut darstellen, dass Sinn und Nutzen einer Prävention in erster Linie vom Risiko für ein unerwünschtes Ereignis abhängt (in diesem Fall das Unfallrisiko). Ein Gurt hilft vor allen Dingen Menschen mit hohem Unfallrisiko (Schnell- und Vielfahrer). So ist es auch in der Medizin. Je höher das Grundrisiko ist, desto effizienter ist die Prävention. Die ärztliche Aufgabe ist es, Betroffene über ihr Risiko und die daraus resultierenden präventiven Maßnahmen aufzuklären. Zu unterscheiden ist die Primärprävention (schützende Maßnahmen für Gesunde) von der Sekundärprävention (vor erneuter Erkrankung schützende Maßnahmen für bereits Erkrankte). Prävention im Bereich Kardiologie beinhaltet Lebensstiländerung (Kapitel 7, ab Seite 196) und möglicherweise die Verordnung von Medikamenten. Die Umsetzung ist dann Aufgabe der betroffenen Personen.

Wie groß ist die Bereitschaft, den Empfehlungen zu folgen?

Die Umsetzung präventiver Empfehlungen fällt vielen Menschen schwer. Die Mitarbeit der Betroffenen beim Gesundungsprozess oder bei der Heilung nennen wir übrigens Compliance. Dazu gehört die aktive Umsetzung ärztlicher Maßnahmen und Empfehlungen.

Um zu überprüfen, wie gut es um die eigene Compliance bestellt ist, kann man sich folgende Fragen stellen:

- *Nehme ich zum Beispiel meine Medikamente immer regelmäßig ein?*
- *Halte ich meine Arzttermine ein?*
- *Bestimme und dokumentiere ich meine Blutdruck- oder Cholesterinwerte?*
- *Halte ich mich an die Empfehlungen bezüglich Bewegung und Ernährung?*

Compliance ist also für die Gesundheit der Betroffenen ganz entscheidend. Trotzdem werden Therapieangebote von vielen Menschen nicht ausreichend angenommen. So werden beispielsweise nur 50 bis 70 Prozent aller ausgestellten Rezepte in einer Apotheke eingelöst.[18] Wenn man sich noch bewusst macht, wie wenig von den Medikamenten, die dann daheim ankommen, tatsächlich regelmäßig und nach Anweisung dorthin gelangen, wo sie hingehören – nämlich in den Organismus –, dann könnte sich ein gewisser Frust breitmachen. Aus diesem Grund ist es für Mediziner und Medizininnen wichtig, ein Auge auf die eigenen Patienten und Patientinnen zu haben.

Aber natürlich ist klar: Nobody is perfect. Und aller Anfang ist bekanntermaßen schwer. Es dauert oft eine Weile, bis man sich an eine neue Situation gewöhnt hat, vor allen Dingen an den Umgang mit einer Krankheit. Wenn Ihnen eine Maßnahme oder die Einnahme eines Medikaments schwerfällt, sprechen Sie darüber ganz offen mit Ihrer Ärztin oder Ihrem Arzt. Wenn zum Beispiel bei einer Arznei eine unangenehme Nebenwirkung aufgetreten ist, gibt es oft alternative Präparate.

Bei der Umsetzung von Allgemeinmaßnahmen, wie Ausdauersport und Ernährungsumstellung, sollte man sich keine illusorischen Ziele setzen. Die Erfahrung zeigt, dass unrealistische Vorgaben, die dann nicht erreicht werden können, zu Demotivation und Beendigung sämtlicher positiver Ansätze führen. Setzen Sie sich daher kleine, erreichbare Ziele. Sprechen Sie mit Ihrem Umfeld offen über Schwierigkeiten und Rückschläge. In den meisten Fällen werden Sie Verständnis, Empathie und positive Unterstützung zum Erreichen Ihrer Ziele erfahren.

Symptome erkennen und danach handeln

Einige Menschen möchten Symptome oder eine Beschäftigung mit Erkrankungen und daraus resultierenden Arztbesuchen von sich fernhalten. Gesundheit dient leider oft auch als Statussymbol. Der »perfekte« Mensch ist beruflich erfolgreich und kerngesund. Daher ist es kein Wunder, dass Krankheit oder körperliche Einschränkungen in den Köpfen einiger Menschen keinen Platz finden. »Ich war mein ganzes Leben nie beim Arzt«, erfährt man nicht selten beim Erstgespräch in der Praxis. Dagegen ist ja prinzipiell auch nichts einzuwenden. Die Frage ist, ob dieser Umstand tatsächlich an einer überdurchschnittlichen Gesundheit liegt oder eher daran, dass Arztbesuche, auch dringend erforderliche, konsequent vermieden werden. Das gilt für manche Menschen selbst bei starken Beschwerden, die eindeutig auf eine Krankheit hinweisen.

Irgendwann muss fast jeder Mensch in eine ärztliche Praxis oder sogar ins Krankenhaus. Die Chance, dass diese Erstbegegnung im Rahmen eines Notfalls geschieht, ist bei Menschen besonders hoch, die den »Verdrängermodus« aktiviert haben. Wie bei unserem Beispiel eines Herzinfarkts aufgezeigt (Seite 128), werden bei nicht wenigen Betroffenen Symptome wie akute Brustschmerzen oder plötzlich auftretende Atemnot nicht als gefährlich erkannt oder auch ignoriert beziehungsweise in den meisten Fällen eher verdrängt. Die Ursachen sind manchmal schwer nachvollziehbar: Oft fehlt tatsächlich nur das medizinische Wissen. Viele wollen aber auch ihrem Umfeld keine unnötigen Umstände machen und schon gar nicht umsonst einen Krankenwagen rufen. Und dann geht es last but not least auch um die Angst vor den Untersuchungen und Krankenhausaufenthalten, die sich aus den Beschwerden und dem Arztbesuch ergeben könnten.

Die Kunst ist es, harmlose von gefährlichen Symptomen zu unterscheiden. Aus diesem Grund haben wir die wichtigsten gefährlichen Herzsymptome aufgeführt (Kapitel 3). Zögern Sie nicht, beim Auftreten von typischen Symptomen eine Ärztin oder einen Arzt zu rufen. Verlassen Sie sich auch auf Ihr Bauchgefühl und hören Sie auf Ihre Angehörigen. Gerade bei Menschen, die sich selbst nicht gut einschätzen können, ist ein Blick von außen sehr hilfreich.

Sex und Herzerkrankungen

Eines der größten Tabuthemen bis in die heutige Zeit ist die Sexualität. Man spricht einfach nicht gern darüber – und schon gar nicht, wenn es Probleme gibt.

Regelmäßiger Sex trägt zur Lebensqualität bei, hilft Stress abzubauen und beugt Depressionen vor. Dieser so wichtige Aspekt in unserem Leben gerät bei Betroffenen mit Herzerkrankungen aber nicht selten in Vergessenheit. Männer mit Herz-Kreislauf-Erkrankungen leiden häufiger an Erektionsstörungen als gesunde Männer. Das kann an Medikamenten oder an Durchblutungsstörungen liegen. Bei verengten Gefäßen im Beckenbereich oder der Einnahme von blutdrucksenkenden Medikamenten, insbesondere von Betablockern, ist die für die Erektion erforderliche verstärkte Blutzufuhr in den Penis nicht ausreichend gewährleistet.

Als der dänische König Friedrich VIII. im Mai 1912 bei seiner Reise von Nizza nach Kopenhagen in Hamburg Station machte, brach er auf offener Straße zusammen und starb wenig später an den Folgen eines Herzinfarkts. Bis heute hält sich das Gerücht, der König habe vorher ein Bordell besucht und der Herzinfarkt sei Folge von zu anstrengendem Geschlechtsverkehr gewesen. Jetzt schmunzeln Sie vielleicht. Aber für viele herzkranke Menschen ist diese Anekdote Wasser auf die Mühlen, die für Ängste und den dadurch verursachten sexuellen Rückzug verantwortlich sind. Die Angst, beim Sex einen Herzinfarkt zu bekommen, wird auch durch zahlreiche Film- beziehungsweise Romanvorlagen mit spektakulären Todesfällen im Schlafzimmer gefüttert. Tatsache ist: Ein Herzinfarkt durch Sex

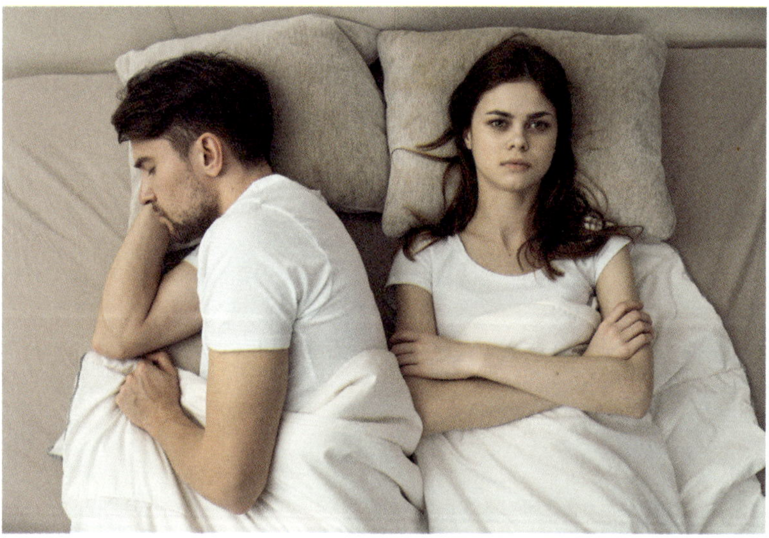

Bestehen sexuelle Probleme, die Sie stören, dann sprechen Sie mit Ihrer Ärztin oder Ihrem Arzt.

kommt vor, ist aber mit einem Anteil von 0,7 Prozent eine Rarität.[19] Wer ohne Probleme Treppen über zwei Etagen am Stück hochsteigen kann, braucht beim Sex keine Angst um sein Herz zu haben.

Aber nicht nur organische Ursachen oder Befürchtungen sind für die sexuelle Passivität verantwortlich. Männer, die Männlichkeit mit Gesundheit, Potenz und Unversehrtheit verwechseln, empfinden oft eine gewisse Versagensangst, was sich negativ auf Lustempfinden und Erektion auswirkt. Auch Stress, falscher Umgang mit belastenden Gefühlen und Angst sind absolute Lustkiller. Das gilt übrigens auch bei Frauen.

Unser Rat ist: Sprechen Sie Probleme im sexuellen Bereich offen und ehrlich in der Partnerschaft und mit Ihrer Ärztin oder Ihrem Arzt an. Die meisten Ängste lassen sich aus dem Weg räumen. Natürlich gibt es auch unterstützende medikamentöse Therapien. Die Anwendung von Viagra und Co. sollte allerdings unbedingt vorher ärztlich geprüft und besprochen werden, denn für einige Betroffene ist die Einnahme nicht zugelassen. Außerdem gilt es, Wechselwirkungen mit anderen Medikamenten zu vermeiden.

Vor allem Männer im mittleren Alter haben oft eine Midlife-Crisis, hat das mit unserem Herzen zu tun?

Nein, ausnahmsweise nicht. Die Midlife-Crisis kann man nicht an einem Organ oder an einer sonstigen einzelnen Ursache festmachen. Die Gründe sind vielschichtig und sowohl auf körperlicher und als auch auf psychischer Ebene zu suchen.

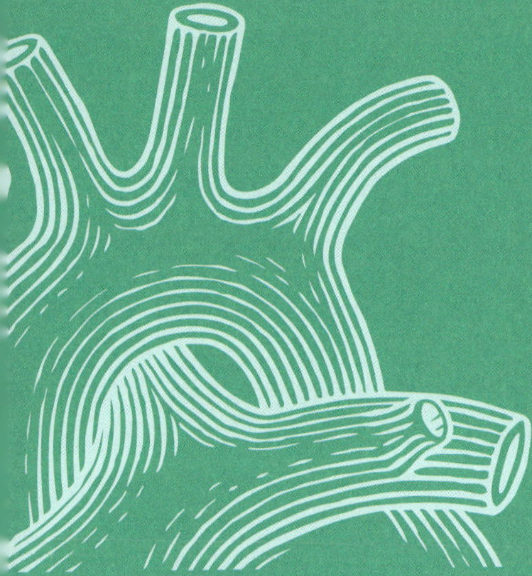

Kapitel 6

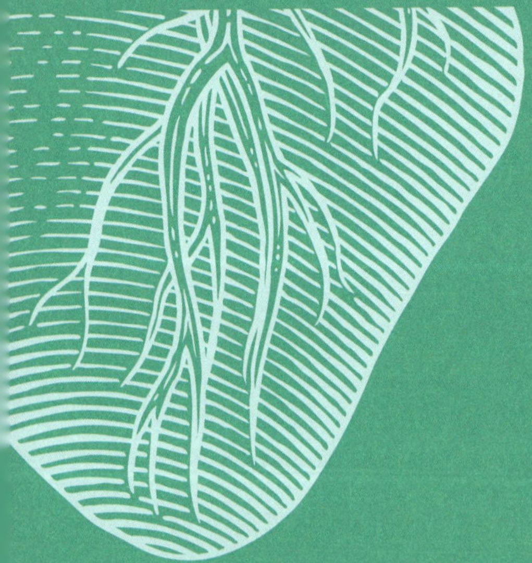

Herz-gesundheit im gehobenen Alter – bis etwa 80 Jahre

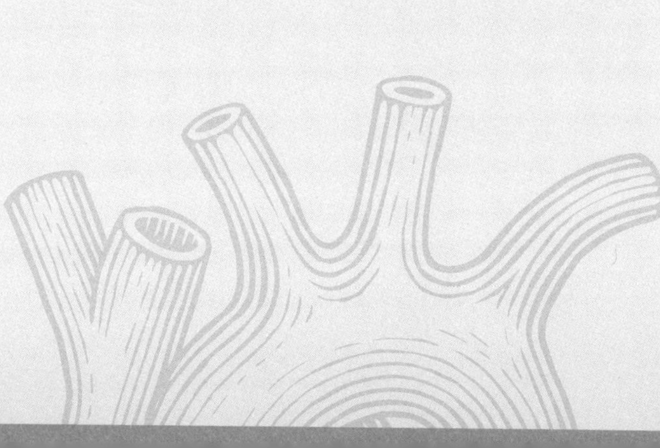

Trotz hohen Alters gesund bleiben

Altwerden ist nichts für Feiglinge: So lautet der Titel eines Buchs von Joachim Fuchsberger, das zu einem Bestseller wurde.[20] Recht hatte er. Denn feige sein heißt für uns, vor etwas davonzulaufen, vor dem man Angst hat. Wir sollten aber keine Angst vor dem Alter haben und schon gar nicht vor ihm davonlaufen. Wir sollten uns dem Alter stellen und uns mit einem gesunden, aktiven Lebensstil darauf vorbereiten und ihm gewissermaßen auch die Stirn bieten – denn wenn wir mal ehrlich sind, bleibt uns auch nichts anderes übrig.

Wenn der Mensch älter wird, bemerkt er die körperlichen Veränderungen und Einschränkungen am allermeisten. Dies gilt natürlich in besonderem Maße für Menschen, die zusätzlich an einer Herzerkrankung leiden. Die körperliche Leistungsfähigkeit, die ab einem gewissen Alter ohnehin signifikant nachlässt, wird durch eine Herz-Kreislauf-Erkrankung zusätzlich eingeschränkt. Die Phasen, in denen man sich erholen muss, dauern deutlich länger. Erkrankungen, wie eine schwere Grippe, oder Operationen hinterlassen spürbare Nachwirkungen. Oft kann man danach sein bis dato gewohntes Leistungsniveau nicht mehr erreichen.

Und dennoch gibt es eine gute Nachricht: Jeder Mensch kann selbst aktiv und wirksam dazu beitragen, auch im Alter das Herz und die eigene Gesundheit zu schützen und zu unterstützen. Dank des heutigen medizinischen Wissensstands und vor allem durch einen gesunden Lebensstil und regelmäßige körperliche Bewegung lässt sich der normale Alterungsprozess signifikant aufhalten.

Die häufigsten Erkrankungen

Bestimmte Erkrankungen können zwar auch bei jüngeren Menschen auftreten, sind aber im Alter deutlich häufiger. In Bezug auf das Herz-Kreislauf-System sind dies Herzschwäche, Durchblutungsstörungen und Herzrhythmusstörungen.

Herzschwäche: Wenn die Kraft des Herzens nachlässt

Die Herzschwäche (Herzinsuffizienz) ist bei Menschen über 65 Jahre die dritthäufigste Ursache für eine Krankenhauseinweisung. Weltweit leben 60 Millionen Menschen mit einer Herzinsuffizienz.[21] Die Erkrankung, die nichts anderes beschreibt als die Unfähigkeit des Herzens, den Organismus ausreichend mit Blut und Sauerstoff zu versorgen, geht mit einer schlechteren Lebenserwartung einher als manch eine Tumorerkrankung. Aus diesem Grund konzentriert sich die Forschung mit enormer Kraft seit Jahrzehnten auf diese Systemerkrankung. Von einer Systemerkrankung spricht man deshalb, weil bei der Herzinsuffizienz nicht nur das Herz, sondern zahlreiche andere lebenswichtige Organe betroffen sind, wie die Nieren, die Leber, der Darm und das Gehirn.

Der Laie verbindet mit der Herzschwäche grundsätzlich eine eingeschränkte Pumpkraft. Vielleicht denkt man an einen Motor, der ursprünglich 200 PS hatte und jetzt nur noch mit 50 PS läuft. Was viele nicht wissen: Es gibt zwei Formen der Herzschwäche. Die eine Form wird tatsächlich durch eine eingeschränkte Pumpkraft des Herzens hervorgerufen. Einige Ursachen hierfür, wie Herzinfarkt oder Herzmuskelerkrankungen (Kapitel 5), haben wir schon kennengelernt. Wenn nur noch 50 Prozent der Muskelmasse aktiv zur Verfügung stehen, wirkt sich das negativ auf die Herzleistung aus. Es gibt jedoch noch eine andere Form der Herzschwäche, und zwar die mit erhaltener Pumpkraft: In der Kardiologie bezeichnet man diese auch als diastolische Herzschwäche.

Das mag sich im ersten Moment seltsam anhören, daher soll hier die systolische und die diastolische Herzinsuffizienz genauer erklärt werden. Wenn wir rekapitulieren, wie unser Herz arbeitet, dann wissen wir, dass zu einer vollständigen Herzaktion eine Entspannungsphase – die Diastole – und eine Austreibungsphase – die Systole – gehören.

Stellen Sie sich einen Blasebalg vor, mit dem Sie eine Luftmatratze aufpumpen möchten. Sobald sich das Reservoir komplett mit Luft gefüllt hat, treten sie ihn kräftig und vollständig runter. Die gesamte Luft aus dem Balg wird so in die Matratze gepumpt. Dieses Modell können Sie mit unserem Herz-Kreislauf-System gleichsetzen, wobei der Blasebalg unser Herz darstellt und die Matratze unseren Kreislauf.

Angenommen, Sie treten den Blasebalg immer nur bis zur Hälfte hinunter. Dann gelangt pro Pumpaktion entsprechend weniger Luft als sonst in die Matratze. Damit haben wir ein analoges Beispiel für die systolische Herzinsuffizienz (verminderte Pumpkraft).

Auch die diastolische Herzinsuffizienz lässt sich anhand dieses Beispiels erklären: Wenn Sie den Fuß vom Blasebalg nehmen, füllt er sich in der Regel automatisch wieder mit Luft. Dieser vermeintlich

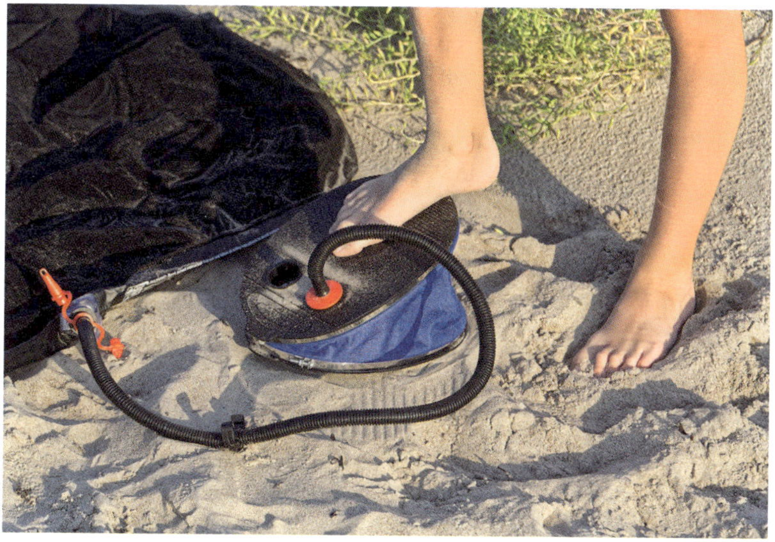

Die Folgen eines defekten Blasebalgs und eines beschädigten Herzens sind ganz ähnlich: Luft beziehungsweise Blut kommt nicht dort an, wo es hinsollte.

nebensächliche Vorgang ist unbedingte Voraussetzung dafür, dass Sie die Luftmatratze weiterhin aufpumpen können. Angenommen, diese Luft gelangt nur sehr langsam und zögerlich in den Blasebalg, wird dieser noch nicht vollständig gefüllt sein, wenn Sie ihn im gewohnten Rhythmus hinuntertreten. Es handelt sich also um ein »Luftfüllungsproblem« des Blasebalgs. Nichts anderes geschieht bei der diastolischen Herzinsuffizienz: Aufgrund einer verminderten Dehnbarkeit der Muskulatur, sei es durch Verdickung des Herzmuskels, durch langjährige arterielle Hypertonie oder eine Versteifung des Gewebes durch Alterungsprozesse, gelangt das Blut in der Füllungsphase nur verzögert und nicht in vollem Umfang in die Herzkammer. Dies hat zwei Folgen. Erstens: Bei der nächsten Kontraktion der Herzkammer steht nur eine geringere Blutmenge zur Verfügung. Zweitens: Das Blut, das nicht in die Herzkammer geflossen ist, staut sich vor dieser an. Dieser Blutstau im Herzen führt zunächst zu einer Vergrößerung unseres Vorhofs und schließlich auch zu einem weiteren Rückstau in die Lunge mit Beeinträchtigung des Sauerstoffaustauschs. Beide Faktoren führen zu den typischen Symptomen der Herzschwäche: Atemnot und Leistungsminderung.

Therapie der Herzschwäche

Bei der Herzschwäche haben wir verschiedene Therapiemöglichkeiten. Im Vordergrund steht immer, die Ursachen der Herzschwäche – falls es möglich ist – zu beseitigen. Von Bedeutung sind also Blutdruckeinstellung, Reparatur von Herzklappenfehlern, Verbesserung der Durchblutung der Herzmuskulatur, um nur die wichtigsten zu nennen. Unabhängig davon können wir das Herz medikamentös unterstützen. Bei der systolischen Herzschwäche haben wir mittlerweile vier hochwirksame Medikamente (»die fantastischen Vier«), die allesamt sowohl die Beschwerden bessern als auch die Lebenserwartung steigern können.

Zusätzlich zur Gabe von Medikamenten oder anderen Therapieverfahren sollten sich Menschen mit Herzschwäche, egal welcher Form, an einen gesunden Lebensstil im Alltag gewöhnen. Übermäßiger Alkohol- und Salzkonsum muss vermieden werden. Übergewicht, falls vorhanden, sollte reduziert werden. Eine herausragende Rolle nimmt der Ausdauersport ein. Hier kam es in den letzten Jahrzehnten zu einem regelrechten Paradigmenwechsel. Früher, und damit meinen wir noch vor 40 Jahren, galt nach einem Herzinfarkt – der in der Regel eine Herzschwäche zur Folge hat – die Empfehlung einer strikten körperlichen Schonung. Heutzutage

Hier wird von einer Versteifung des Herzmuskels gesprochen. Ist das wie das umgangssprachliche eiserne Herz zu verstehen? Oder anders gefragt: Wie muss man sich die Versteifung vorstellen?

Ganz so schlimm ist es nicht. Die Steifigkeit des Herzens ist durch bindegewebige Umbauprozesse erklärt. Bei speziellen Formen, wie zum Beispiel der Amyloidose, *führen Eiweißablagerungen zur Versteifung des Herzens. Es gibt auch Eisenablagerungen im Herzgewebe (wir nennen dieses Krankheitsbild* Hämochromatose*), aber das hast du mit Eisenherz sicher nicht gemeint.*

Wenn du Wasser in einen Luftballon laufen lässt, dehnt sich dieser scheinbar endlos aus und kann jede Menge Wasser aufnehmen. So kann man sich die Füllungskapazität eines jungen Herzens vorstellen. Beim alten oder kranken (eher steifen) Herzen vergleichen wir es besser mit einer Porzellantasse. Wenn ein gewisses Füllungsvolumen erreicht ist, läuft die Flüssigkeit aufgrund der fehlenden Dehnbarkeit über.

empfehlen Medizinerinnen und Mediziner, dass sich Betroffene regelmäßig bewegen. Und zwar nicht nur auf niedrigem oder moderatem Niveau, sondern nach vorheriger ärztlicher Untersuchung bei einigen Betroffenen auch im intensiven Bereich.

Es wäre übertrieben, eine Herzschwäche in diesem Kontext schönzureden. Die frohe Botschaft lautet jedoch, dass wir heutzutage mit modernen Medikamenten und individuellen Empfehlungen in

Wer sind »die fantastischen Vier«?

So bezeichnen wir vier Medikamente, die – wie in großen Studien belegt wurde – sowohl die Lebensqualität als auch die Lebenserwartung von Betroffenen positiv beeinflussen. Auch die Zahl der Krankenhauseinweisungen wird durch Einnahme dieser Wirkstoffe signifikant reduziert. Grob gesagt sind es Medikamente, welche die Stresshormone im Körper reduzieren und das Herz bei der Arbeit entlasten.

Die diastolische Herzschwäche ist deutlich schwieriger zu behandeln. Es wurde leider noch kein »Weichmacher« erfunden, der unsere Muskulatur und unser Bindegewebe wieder geschmeidiger macht. Dennoch gibt es auch hier medikamentöse Unterstützung.

puncto Lebensstil und Ausdauersport die Erkrankung einigermaßen im Griff haben und sogar einige Menschen mit Herzschwäche ein fast symptomfreies Leben führen können.

Chronische Durchblutungsstörungen in höherem Lebensalter

Die koronare Herzerkrankung ist eine chronische, nicht heilbare Erkrankung. Das ist die schlechte Nachricht. Die gute Nachricht ist: Wir können sie aufhalten und manchmal sogar zum Stillstand bringen. Die moderne Medizin bietet uns dafür verschiedene Möglichkeiten an. Neben den bereits mehrfach erwähnten Maßnahmen bezüglich des Lebensstils können Medikamente, Stents oder operative Maßnahmen, wie eine Bypass-Anlage (Seite 139), die Lebenserwartung und die Symptome von Betroffenen signifikant bessern.

Gerade beim älteren Menschen kann die Entscheidung, welche Methode die beste ist, aber eine Herausforderung darstellen. Beeinflusst wird diese durch den Herzbefund, den Allgemeinzustand, die Begleiterkrankungen und natürlich auch durch die individuelle Einstellung des Betroffenen. Häufig werden ältere chronisch kranke Menschen mit einem deutlich fortgeschrittenen Stadium ihrer Erkrankung konfrontiert, das nicht mehr alle medizinischen Möglichkeiten zulässt. Wenn die Gefahr zum Beispiel sehr hoch ist, durch eine Bypass-Operation dialysepflichtig (erforderliche Blutwäsche aufgrund einer Nierenschwäche) zu werden, wird man diesen Personen von diesem Eingriff eher abraten. Eine Stentimplantation ist leider auch nicht immer möglich, da die Gefäße beim älteren Menschen oft diffus an zahlreichen Stellen verkalkt sind und eine Vielzahl an Stents implantiert werden müssten.

Wie aus diesen Ausführungen hervorgeht, gibt es keine allgemeine Empfehlung. Vielmehr steht die oder der individuelle Betroffene im Vordergrund, und es ist die Aufgabe der Ärztin oder des Arztes, gemeinsam die beste Möglichkeit einer Behandlung auszuwählen. Generell gilt jedoch: Je mehr Gefäße betroffen sind und je jünger die Person ist, desto eher ist die Bypass-Operation geeignet. Ansonsten sind Stents, vor allen Dingen, was die Beschwerden anbelangt, eine gute Alternative. Die rein medikamentöse Therapie ist am wenigsten wirksam und verlängert auch nicht das Leben. Sie ist jedoch ein großer Baustein der Begleittherapie.

Um genauer nachvollziehen zu können, wie die Entscheidungsfindung in Bezug auf die Therapie ablaufen kann, kann dieses Beispiel hilfreich sein: Nehmen wir an, wir haben eine 80-jährige Patientin mit einer schweren Verkalkung der Herzkranzgefäße. Sie hat auch eine Nierenschwäche und einen insulinpflichtigen Diabetes mellitus (volkstümlich als Zuckerkrankheit beschrieben). In der Vorgeschichte gab es einen Schlaganfall, den die Patientin jedoch ohne größere Folgen überstanden hat. Sie wird im Anschluss an die Herzkatheteruntersuchung (Kapitel 5) zu einem Gespräch in die Praxis einbestellt. Gern werden die Angehörigen mit zum Gespräch eingeladen. Jetzt werden der Betroffenen sämtliche Therapieoptionen dargelegt. Ohne zu sehr ins Detail zu gehen, muss sie die Vorteile und Nachteile von jedem möglichen weiteren Vorgehen erfassen und auch verstehen. Dies überprüft man durch regelmäßiges Nachfragen und die Aufforderung, das Gesagte in eigenen Worten zu wiederholen. Optimalerweise wurde vorher schon Kontakt mit einem Herzchirurgen oder einer -chirurgin aufgenommen, der oder die die eigene Expertise ebenfalls mit einbringt. Bei vielen Betroffenen scheiden gewisse mögliche Maßnahmen von vorneherein aus persönlichen Gründen aus, zum Beispiel eine Operation.

Gegen Ende des Gesprächs bittet die Betroffene oft um eine persönliche Meinung. »Was würden Sie in meiner Situation machen?« Das ist eine sehr gute Frage, denn sie lässt viel offenen Raum für die individuelle Einschätzung der Ärztin oder des Arztes in einem speziellen Fall, fernab von Leitlinien und offiziellen Empfehlungen. Zu 99 Prozent geht man aus einem solchen Aufklärungsgespräch mit einer konkreten Entscheidung und einem guten Gefühl sowohl beim Betroffenen als auch bei der Ärztin oder dem Arzt heraus.

Wie stehst du zum Thema Zweitmeinung?

Eine gute Ärztin oder einen guten Arzt erkennt man daran, dass sie oder er mit dem Thema Zweitmeinung offen und gelassen umgeht und diese Möglichkeit dem Betroffenen sogar aktiv anbietet. Es gibt viele Befundkonstellationen, die mehrere Therapiemöglichkeiten aufweisen. Kollege A kann anderer Meinung sein als Kollegin B und trotzdem können beide recht haben.

Eine zweite Meinung ist für Betroffene immer dann ideal, wenn beide Befragten die gleiche Empfehlung aussprechen. Die Betroffenen müssen jedoch auch damit rechnen, dass sich die Einschätzungen des Falls und damit auch die Empfehlungen voneinander unterscheiden. Dann gilt wie so oft: Das letzte Wort hat man selbst.

Herzrhythmusstörungen in höherem Lebensalter

Vorhofflimmern ist die häufigste Herzrhythmusstörung im Alter. Sie kommt aber schon im mittleren Alter vor und wurde daher bereits in Kapitel 5 abgehandelt. In manchen Fällen kommt man um technische medizinische Hilfsmittel nicht herum. Dies ist vor allem bei älteren Betroffenen der Fall, bei denen in jüngeren Jahren eine Rhythmusstörung unbehandelt blieb – ob aus Unwissenheit beziehungsweise mangelnder Information oder aus jedweden anderen Gründen. Daher soll es an dieser Stelle nun um Rhythmusstörungen gehen, die einen Herzschrittmacher oder Defibrillator erforderlich machen.

Das Herz macht Pause: Schrittmachertherapie

Im Jahr 1789 machte der italienische Arzt Galvani eine bemerkenswerte Entdeckung. Er konnte in seinen berühmten Froschschenkel-Experimenten erstmals nachweisen, dass durch Strom Muskelgewebe zum Zucken gebracht werden kann. Auch wenn er dies sicher nicht im Sinn gehabt haben mag, ist diese bahnbrechende Entdeckung unter anderem die Grundlage für das Wirkungsprinzip eines Herzschrittmachers. Durch eine Batterie und Elektroden wird elektrischer Strom in Kontakt mit dem Herzmuskel gebracht und sorgt dadurch für eine Erregung des Herzens mit nachfolgender Kontraktion.

Aber warum brauchen wir überhaupt einen Herzschrittmacher? Wir benötigen für eine normale Herzaktion einen Zündfunken, von dem die Erregung ausgeht. Wenn der Sinusknoten ausfällt (Seite 43), führt dies zu einem abrupten Abfall der Herzfrequenz beziehungsweise zu längeren Pausen in der Herzaktion. Wenn diese einige Sekunden anhalten, verliert die oder der Betroffene kurzzeitig das Bewusstsein (Synkope). Diese Synkopen können bei Betroffenen mehrfach am Tag auftreten. Berühmtes Beispiel dafür ist der Politiker Helmut Schmidt, der nach einer Herzmuskelentzündung angeblich 95-mal das Bewusstsein verlor, bis er sich endlich zu einer Behandlung mit einem Schrittmacher durchringen konnte.

Nicht nur der Sinusknoten, sondern auch die Leitungsbahn, die für die Überleitung der Erregung auf die Herzkammer verantwortlich ist, kann gestört sein oder sogar ausfallen. In der Kardiologie spricht man von einem *atrioventrikulären Block* (AV-Block). Im schlimmsten Fall ist die Fortleitung der Erregung vom Vorhof auf die Kammer komplett unterbrochen. Glücklicherweise verfügt auch die Herzkammer über Erregungszentren, die allerdings in der Regel nur eine Herzfrequenz von unter 40 pro Minute erzeugen können.

Ein moderner Herzschrittmacher nimmt dem Herzen die elektrische Arbeit komplett ab. Dabei geht das Gerät so intelligent vor, dass es bis zu einem definierten Zeitpunkt abwartet, ob das Herz ohne Hilfe auskommt. Ist das nicht der Fall, gibt es einen Impuls über seine Vorhofelektrode ab. Anschließend wartet das Gerät wieder, ob die Weiterleitung auf die Herzkammer funktioniert. Dauert es ihm zu lange, gibt es einen zweiten Impuls an die Herzkammer ab. Moderne Schrittmacher registrieren eine körperliche Aktivität und sogar psychische Erregungszustände. Dann passen

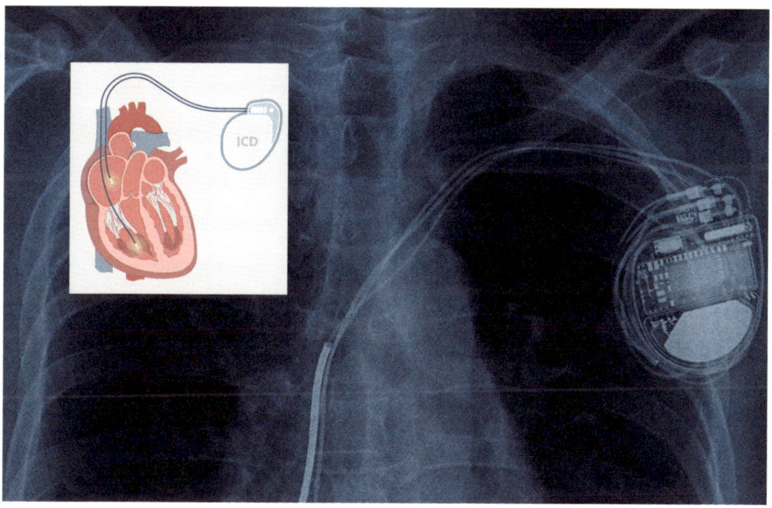

Rechts im Bild kann man den implantierten Herzschrittmacher deutlich erkennen.

sie die Herzfrequenz entsprechend an. Sie treffen Ihren Traumpartner oder Ihre Traumpartnerin oder schauen ein spannendes Fußballspiel? Keine Sorge, Ihr Schrittmacher sorgt für das nötige und in diesen Fällen gewollte Herzrasen. Schrittmacher, diese Wunderwerke der Technik, haben Millionen von Menschen die Wiederherstellung einer regelrechten Herzfunktion und damit den Erhalt ihrer Lebensqualität ermöglicht.

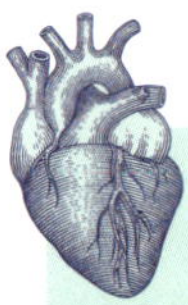

Der erste Herzschrittmacher

Der erste Herzschrittmacher wurde vor über 60 Jahren, 1958 in Stockholm, von Dr. Åke Senning eingesetzt. Der Patient, ein gewisser Arne Larsson, war an einer Herzmuskelentzündung erkrankt. Sein Herz schlug so langsam, dass er mehrfach täglich in Ohnmacht fiel. Die Familie war verzweifelt und kontaktierte Senning, der dabei war, den ersten implantierbaren Herzschrittmacher zu entwickeln. Dieses erste Gerät, in der Küche des Arztes entwickelt, bestand aus einer Batterie und Transistoren, die in eine mit Kunstharz ausgefüllte Schuhcremedose gelegt wurden. Der erste Schrittmacher funktionierte drei Stunden. Dann benötigte der Patient bereits ein Ersatzgerät. Larsson wurden im Laufe seines Lebens 26 Geräte installiert. Er lebte noch 43 Jahre und damit länger als sein Lebensretter Senning.

Defibrillator

Vielleicht ist es nicht ganz korrekt, aber oft und gern wird der Defibrillator als der große Bruder des Schrittmachers bezeichnet. Er ist deutlich kompetenter als sein kleinerer Vorgänger. Neben einer normalen Schrittmacherfunktion kann er auch schnelle und damit gefährliche Aktionen aus der Herzkammer erkennen und beenden. Diese sehr schnellen Tachykardien, die wir Kammerflattern oder Kammerflimmern nennen (Kapitel 5), treten meist bei vorgeschädigtem Herzen auf, zum Beispiel nach einem Herzinfarkt oder im Rahmen einer Herzmuskelentzündung. Sie kommen aber auch komplizierend bei anderen Herzmuskelerkrankungen oder noch seltener bei angeborenen elektrischen Störungen des Herzens vor. Mit seiner speziell dafür ausgerichteten Sonde kann der Defibrillator ein gefährliches Herzrasen nicht nur erkennen, sondern durch eine Stromabgabe (Elektroschock oder Defibrillation) auch beenden. Er verrichtet also die gleiche Arbeit wie eine Notärztin oder ein Notarzt, die oder der bei einer Wiederbelebungsmaßnahme den Defibrillator mit zwei Elektroden außen auf den Brustkorb der betroffenen Person anlegt.

In den Anfängen dieser revolutionären medizintechnischen Erfindung waren die Patienten und Patientinnen allerdings psychisch oft sehr belastet, da die Geräte, die man unter die Haut eingepflanzt bekam, noch sehr groß waren und es durch eine noch nicht perfekt funktionierende Technik nicht selten zu falschen, unnötigen Schockabgaben kam. Heutzutage treten solche Fehlfunktionen äußerst selten auf. Weltweit verdanken Hunderttausende von Betroffenen einem Defibrillator ihr Leben.

Können moderne Schrittmacher oder auch Defibrillatoren per App kontrolliert oder vielleicht sogar bedient werden?

Nein, das geht nicht. Damit wären die meisten Personen wohl auch überfordert, und das zu Recht. Moderne Schrittmacher und Defibrillatoren können jedoch ferngewartet werden und wenn es zu Störungen kommt, wird die Ärztin oder der Arzt über eine Software unmittelbar informiert.

Heutzutage besteht ein Herzschrittmacher (ähnlich auch ein Defibrillator) aus einem Gehäuse, das nicht viel größer ist als ein Fünfmarkstück (die eine oder der andere unter Ihnen wird sich an diese Münze erinnern können). In einer kleinen Operation wird der Herzschrittmacher in der Regel unter der Haut auf dem Brustmuskel platziert. Dort stört er im Alltag nicht und ist einigermaßen durch Haut und Fettgewebe geschützt. Angeschlossen an den Schrittmacher sind ein oder zwei etwa 50 Zentimeter lange Schrittmacherkabel, die in Elektroden enden, die wiederum mit einer kleinen Schraube in der Muskulatur des Vorhofs oder der Kammer verankert sind. Um bei der Implantation zum Herzen zu gelangen, muss eine große Vene in der Achselhöhle oder unter dem Schlüsselbein punktiert werden. Mithilfe einer Einführhilfe kann die Elektrode dann wie in einem Kabeltunnel über die Vene direkt in das Herz vorgeschoben werden. Alle Wege führen nach Rom. Sie erinnern sich?

Auch wenn die Operation eines Schrittmachers oder Defibrillators heutzutage kein großes Problem mehr darstellt und meist sogar ambulant durchgeführt wird, handelt es sich um einen Eingriff, der zumindest ein statistisches Risikopotenzial aufweist. Aggregate und Elektroden sind Fremdmaterial und verbleiben lebenslang im Körper. Im Laufe der Jahre werden die Sonden oft porös und verlieren ihre Wirksamkeit. Sie müssen dann durch neue Sonden ersetzt werden. Bakterien in der Blutbahn können sich an den Sonden ansiedeln und zu schweren Infektionen führen. Auch die Batterien des Schrittmachers halten leider nicht ewig. Je nach Verbrauch und Typus müssen sie etwa alle fünf bis zehn Jahre gewechselt werden.

Insgesamt ist der Nutzen dieser hochmodernen Geräte weitaus größer als die damit verbundenen Risiken, sodass bei entsprechender Indikation ohne große Sorge zur Implantation geraten werden kann.

Wie wird mein Alltag durch einen Herzschrittmacher beeinflusst?

Bei den neueren Geräten gibt es eigentlich keine Einschränkungen mehr. In den allermeisten Fällen »vergessen« Betroffene nach einiger Zeit, dass sie einen Schrittmacher tragen, weil sie das Gerät im Alltag überhaupt nicht wahrnehmen, selbst wenn es in Aktion ist. Bei der Sicherheitskontrolle am Flughafen und vor einer Magnetresonanztomografie-Untersuchung (MRT) wird man routinemäßig nach Schrittmachern gefragt. Die neueren Geräte lassen eine MRT-Untersuchung mittlerweile ohne Einschränkung zu.

Herzklappenerkrankungen

Herzklappen können mit Ventilen verglichen werden. Ventile haben die Eigenschaft, Luft oder Flüssigkeit nur in eine Richtung passieren zu lassen (das Beispiel wurde auf Seite 38 erläutert). Der Rückweg bleibt verschlossen. Wenn Herzklappen undicht werden, nennen wir das Klappeninsuffizienz, denn sie können ihre Funktion nicht mehr ausreichend ausführen. Die Ursachen für solche Undichtigkeiten sind unterschiedlich. In den meisten Fällen sind es harmlose Abnutzungserscheinungen (degenerative Veränderungen), die das Alter so mit sich bringt. Wie an unseren Blutgefäßen sammeln sich auch an den Herzklappen Ablagerungen an. Dadurch werden die sogenannten Klappensegel an den Rändern etwas dicker, verändern ihre Form und liegen nicht mehr perfekt aneinander. Diese degenerative Form einer Insuffizienz ist sehr häufig anzutreffen und ab einem Alter über 70 Jahre fast als Normalbefund anzusehen.

Die Klappen können in ihrer Struktur aber auch durch Bindegewebserkrankungen, vorausgegangene Entzündungen, rheumatische Erkrankungen oder durch den Abriss eines Sehnenfadens so verändert sein, dass ein beträchtlicher Anteil des Blutes in die entgegengesetzte Richtung zurückfließt. Ein weiterer häufiger Grund ist die Erweiterung (Dilatation) einer Herzkammer oder der Aortenwurzel (das ist die Stelle, an der die Aorta aus dem Herzen entspringt). Die Klappensegel werden durch die Dilatation förmlich auseinandergezogen und liegen nicht mehr perfekt aneinander. Das Blut entweicht über den daraus resultierenden Spalt. Im Gegensatz zur Klappeninsuffizienz kann hingegen bei einer Klappenstenose – also einer verengten Herzklappe – nicht genügend Blut durch die Klappe fließen.

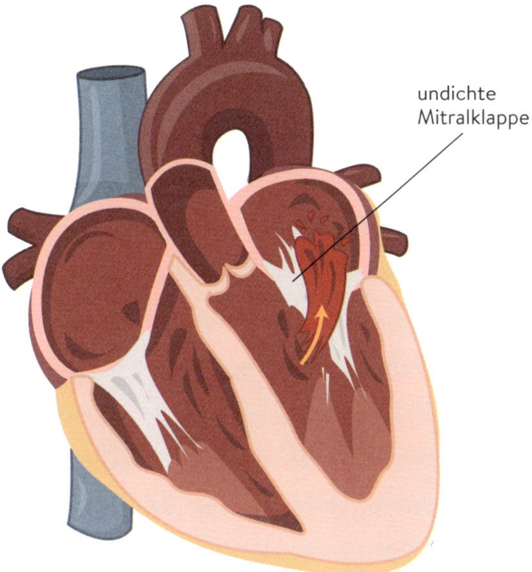

Bei einer undichten Mitralklappe entweicht das Blut durch die defekte Klappe zurück in den Vorhof.

Prinzipiell können alle Herzklappen erkranken. Wir konzentrieren uns in diesem Buch auf die häufigsten Herzklappenfehler des Menschen: Die *Mitralinsuffizienz* und die *Aortenstenose*.

Mitralinsuffizienz

Die Mitralklappe ist eine der vier Herzklappen. Sie trennt den linken Vorhof von der linken Herzkammer und sorgt dafür, dass das Blut bei der Kontraktion nicht von der Herzkammer in den Vorhof zurückläuft.

Eine Mitralinsuffizienz schädigt mit der Zeit das Herz. Um dies zu erklären, kann noch einmal der Vergleich mit dem Blasebalg und der

Wo hat der Name »Mitralklappe« seinen Ursprung?

Das ist einfach beantwortet. Die Mitralklappe ähnelt in ihrer Form der traditionellen Kopfbedeckung von Bischöfen. Diese Bischofsmütze wird Mitra genannt und verleiht der Mitralklappe ihren Namen.

Luftmatratze dienen (Seite 166). Der Balg ist die pumpende Herzkammer, die Matratze unser Blutkreislauf. Im Blasebalg befindet sich ein Ventil, das Luft in den Hohlraum lässt und gleichzeitig verhindert, dass diese beim Pressen wieder entweichen kann. Wenn dieses Ventil undicht ist, wird ein Teil der Luft aus dem Balg entweichen, da in der Luftmatratze ein deutlich höherer Druck herrscht als in der Umgebungsatmosphäre. So verhält es sich auch bei der Mitralinsuffizienz. Einem Naturgesetz folgend fließt Blut immer dahin, wo der geringste Gegendruck ist. Über das Leck in der Mitralklappe möchte das Blut in den Vorhof zurückfließen, denn dort beträgt der Blutdruck nur etwa 7 bis 15 mmHg und damit mindestens 100 mmHg weniger als im großen Kreislauf. Da Blut sich nicht in Luft auflöst, gelangt die Menge, die in den Vorhof zurückgeflossen ist, bei der nächsten Herzaktion wieder in die Kammer.

Je nachdem, wie groß die Menge an Blut ist, die immer wieder zwischen Vorhof und Herzkammer hin und her pendelt, wird das Herz aufgrund der größeren Blutmenge auf Dauer belastet. Es wird gedehnt und verliert an Kraft. Wird der Klappenfehler nicht behoben, treten irreversible Schäden und eine schwere Herzschwäche auf.

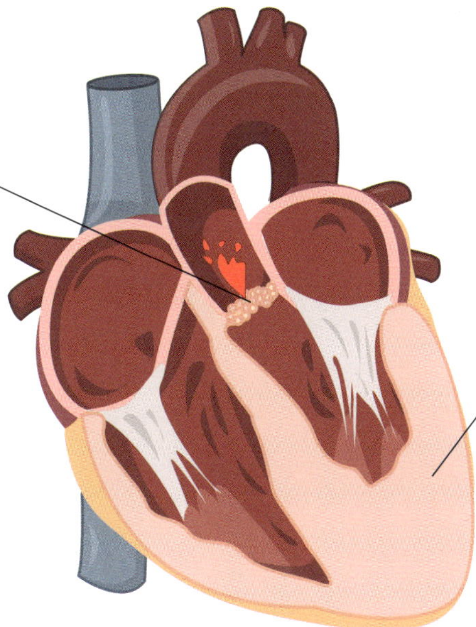

Bei einer verengten Aortenklappe ist der Blutdurchfluss durch die Klappe erschwert und die Herzkammer verdickt.

Aortenstenose

Wer kennt das nicht: Sie machen den Hahn an ihrem Waschbecken auf und anstatt eines kräftigen Strahls tröpfelt nur ein kleines Rinnsal in das Waschbecken. Mit diesem einfachen Bild haben wir Ihnen bereits Ursache und Auswirkung einer Aortenstenose erklärt.

Die Aortenklappe trennt die linke Herzkammer von der Hauptschlagader (Aorta) und sorgt als Ventil dafür, dass das Blut in der Füllungsphase des Herzens nicht der Schwerkraft folgend in die Herzkammer zurückfließt. Wiederum durch Alterungsprozesse, mechanische Belastung durch den Blutstrom und durch hohen Blutdruck wird die Klappe im Laufe eines Lebens geschädigt. Die

Segel werden dicker, verkalken und sind dadurch in ihrer Öffnungsbewegung eingeschränkt. Die Klappenöffnungsfläche wird immer kleiner – analog zu dem verkalkten Wasserhahn, der das Wasser nicht mehr durchfließen lässt. Um die Blutversorgung für den Organismus aufrechtzuerhalten, muss das Herz immer kräftiger schlagen. Der Herzmuskel wird dadurch dicker und auch steifer. Das Herz braucht durch die zusätzliche Arbeit zudem mehr Sauerstoff. Leitsymptome der Aortenstenose sind daher Atemnot und eine Angina pectoris (Seite 71). In besonders schweren Fällen kann es auch zu Ohnmachtsanfällen und sogar zum plötzlichen Herztod kommen.

Überwachung und Therapie von Herzklappenfehlern

Bei allen Herzklappenfehlern gibt es in puncto Ausprägung eine sehr große Bandbreite. Selten ist der Fehler bei der ersten Diagnose bereits so weit fortgeschritten, dass man sofort handeln muss. In der Regel wird man die betroffenen Herzklappen regelmäßig per Ultraschall untersuchen. Außerdem wird man auslösende Faktoren, soweit das möglich ist, behandeln, um ein Fortschreiten der Erkrankung aufzuhalten. In erster Linie geht es dabei wie so oft um eine Blutdruckeinstellung und um Behandlung oder Einstellung der übrigen Risikofaktoren wie Rauchen, erhöhte Cholesterinwerte und Diabetes mellitus. Mit zunehmendem Alter nimmt die Gefahr eines dauerhaften Herzschadens durch den Herzklappenfehler signifikant zu. Bevor irreversible Schäden entstehen, muss Betroffenen ein Eingriff beziehungsweise sogar eine Operation angeboten werden. Für die Aortenstenose gilt dabei: Solange die oder der Betroffene keine Beschwerden hat, ist die Prognose sehr gut und man kann weiter zuwarten. Bei der Mitralinsuffizienz müssen wir gelegentlich einen frühzeitigen Eingriff empfehlen, wenn sich spezifi-

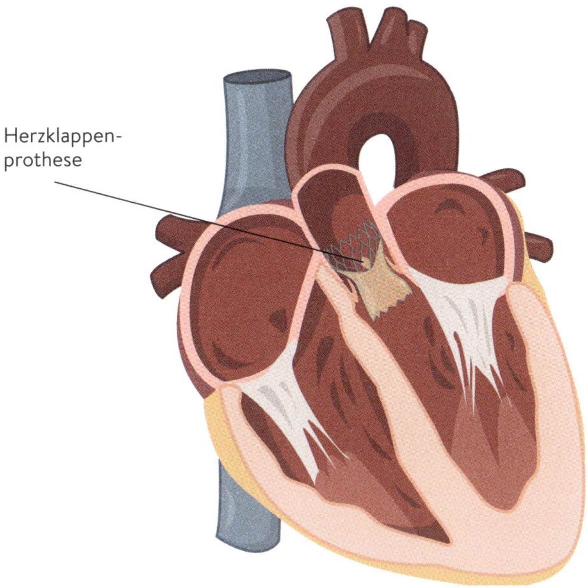

Eine durch eine Prothesenimplantation (TAVI) erfolgreich behandelte Aortenstenose.

sche Ultraschallwerte verschlechtern. Ansonsten besteht die Gefahr, den günstigsten Operationszeitpunkt zu verpassen.

Für die Therapie stehen zunächst Medikamente zur Verfügung. Reichen diese Maßnahmen zur Unterstützung des Herzens nicht mehr aus, müssen die Herzklappen repariert werden. Bis vor einigen Jahren war dies eine Domäne der Herzchirurgie. Zunächst war die bevorzugte Methode, die Herzklappen komplett operativ zu entfernen und sie durch Kunstprothesen (mechanische Prothesen) oder Bioprothesen (aus organischem tierischem Material) zu ersetzen. Gerade die mechanischen Klappen hatten den großen Nachteil, dass anschließend eine dauerhafte Therapie mit starken

Können Betroffene selbst entscheiden, ob sie eine mechanische oder tierische Prothese erhalten?

Prinzipiell ist das schon so. Allerdings muss man wissen, dass Bioprothesen, eben weil sie aus organischem Material sind, auch nur eine begrenzte Haltbarkeit haben und spätestens nach 10 bis 15 Jahren dazu neigen zu verschleißen. Deshalb wird man sehr jungen Betroffenen, wenn eine Rekonstruktion nicht möglich ist, eher eine mechanische Prothese anbieten. Diese hat zwar auch Nachteile, bietet aber eine lebenslange Haltbarkeit.

Blutverdünnern über das gesamte restliche Leben erforderlich war. Außerdem waren diese Prothesen besonders anfällig für eine bakterielle Infektion und verursachten nicht selten auch klickende Geräusche, an die sich manche Betroffene sehr schlecht gewöhnen konnten.

Infolgedessen verlagerte sich die chirurgische Kunst auf sogenannte Rekonstruktionen der Herzklappen. Wann immer möglich, wurde die Herzklappe an Ort und Stelle belassen und die einzelnen krankhaften Anteile wurden durch Nähte und Raffungen der Segel rekonstruiert.

Bei der Aortenstenose hingegen ist diese Therapie nicht möglich. Bis zum heutigen Tag müssen daher Prothesen eingesetzt werden.

Werden wir in Zukunft keine operativen Eingriffe mehr benötigen?

Ich denke, die Therapie wird sich schrittweise in Richtung kardiologischer Therapie mithilfe von Herzkatheteruntersuchungen und weg von der offenen Operation verschieben. Industrie und Forschung arbeiten fieberhaft an immer weiter verbesserten Techniken. Außerdem nimmt die Expertise der Ärzte und Ärztinnen kontinuierlich zu. Allerdings wird das Fachgebiet Herzchirurgie nicht aussterben. Es wird immer Fälle geben, in denen ein operativer Eingriff unumgänglich ist. Übrigens gibt es auch auf chirurgischem Gebiet permanente Fortschritte, so auch bei minimalinvasiven Eingriffen, um nur ein Beispiel zu nennen.

Eine Revolution bahnt sich an

Was noch vor einigen Jahrzehnten undenkbar erschien, wird langsam, aber sicher zum gängigen Standardverfahren: die Reparatur einer Herzklappe beziehungsweise Prothesenimplantation ohne erforderliche Operation am offenen Herzen. Heutzutage ist es tatsächlich möglich, über die Leistenarterie die undichte Mitralklappe durch Klammern wieder so zu modellieren, dass die Undichtigkeit optimalerweise auf ein Minimum reduziert werden kann. Bei der Aortenstenose gilt es bei älteren Menschen schon als Standardverfahren, eine Bioprothese über die Leiste in das Herz einzuführen und die kranke Aortenklappe durch diese zu ersetzen. Mit diesen sensationellen Fortschritten der modernen Medizin ist es heutzutage in vielen Fällen möglich, auf eine Operation mit Herz-Lungen-Maschine komplett zu verzichten.

Herz und Psyche im Alter

Älter werden kann auch aufs Gemüt gehen. Manchmal ist die Last des Alltags und die Last des Alters einfach zu groß. Die Erkenntnis, dass ein Großteil der Lebenszeit verstrichen ist, das alltägliche Leben mit Beschwerden, der Verlust eines Partners oder einer Partnerin oder von langjährigen Freunden und Freundinnen, die damit verbundene zunehmende Einsamkeit, anstehende Eingriffe oder Operationen: Das alles kann dazu führen, dass der Mensch in eine melancholische oder sogar depressive Stimmung verfällt.

Auch Alterungsprozesse im Gehirn selbst können Depressionen verursachen. Viele Betroffene stehen diesen psychischen Veränderungen hilflos gegenüber. Wir können nur empfehlen, diese Stimmungen seinem Umfeld und auch seiner Ärztin oder seinem Arzt anzuvertrauen. Häufig schämen sich die Betroffenen grundlos über diesen seelischen Zustand. Dabei könnte ihnen durch einfache Maßnahmen, wie ein aufmunterndes Gespräch, bei dem die Ärztin oder der Arzt der oder dem Betroffenen wirklich zuhört und entsprechende Ratschläge gibt, oder auch die Verbesserung der sozialen Situation, durchaus geholfen werden. Auch Medikamente können unterstützend eingesetzt werden. Länger dauernde Gespräche und Behandlungen, gerade auf psychischem Gebiet, gehören zu den Aufgaben der Psychotherapeuten und -therapeutinnen.

Bewegung hilft der Psyche

Machen Sie eine Bestandsaufnahme: Von welchen Gewohnheiten und Hobbys sollte ich mich alters- oder krankheitsbedingt dauerhaft verabschieden? Welche neuen Möglichkeiten und Ressourcen stehen mir aber zur Verfügung? In fast jeder Gemeinde in Deutschland gibt es Angebote für Senioren. Denken Sie immer daran, Sie sind nicht allein mit ihren Problemen. Gemeinsames Leid trägt sich oft leichter. Wenn es Ihnen noch möglich ist, bewegen Sie sich so häufig, wie es geht. Körperliche Bewegung ist der beste Stimmungsaufheller, den wir zur Verfügung haben. Scheuen Sie sich nicht, in der Arztpraxis Ihres Vertrauens über Depressionen zu sprechen. Mit Gesprächstherapie oder auch mit modernen antidepressiv wirkenden Medikamenten können Stimmung und Antrieb ohne große Nebenwirkungen verbessert werden.

Empfehlungen für ein gesundes Herz in höherem Lebensalter

Gerade auch in höherem Alter kann man weiterhin viel für ein gesundes Herz-Kreislauf-System tun. Ein wichtiger Punkt ist, regelmäßig körperlich aktiv zu bleiben. Bewegung ist bei älteren Menschen sogar noch wichtiger als bei jüngeren. Und ebenso wie in jüngeren Jahren geht es auch weiterhin darum, die Risikofaktoren möglichst gering zu halten.

Sport im Alter und mit Herzerkrankung

Wir haben es bereits öfter in unserem Buch erwähnt, und wir tun es dennoch noch einmal: Je älter der Mensch wird, desto wichtiger ist ausreichende Bewegung. In der Praxis hören wir von älteren Menschen in der Regel zwei Gründe, warum Sport für sie nicht mehr möglich ist: Erstens »Ich bin zu alt« und zweitens »Ich darf keinen Sport machen, weil ich herzkrank bin«. Beide Argumente sind mehrfach wissenschaftlich widerlegt. Für Sport – oder nennen wir es lieber Bewegung – ist man nie zu alt. Im Gegenteil: Die größten relativen Verbesserungen bei Krafttraining und Ausdauersport bezogen auf den Ausgangswert erreicht man tatsächlich im Alter! Es gibt 90-Jährige, deren Fitness vergleichbar mit der von 60-Jährigen ist. Solche Menschen stellen zwar eher

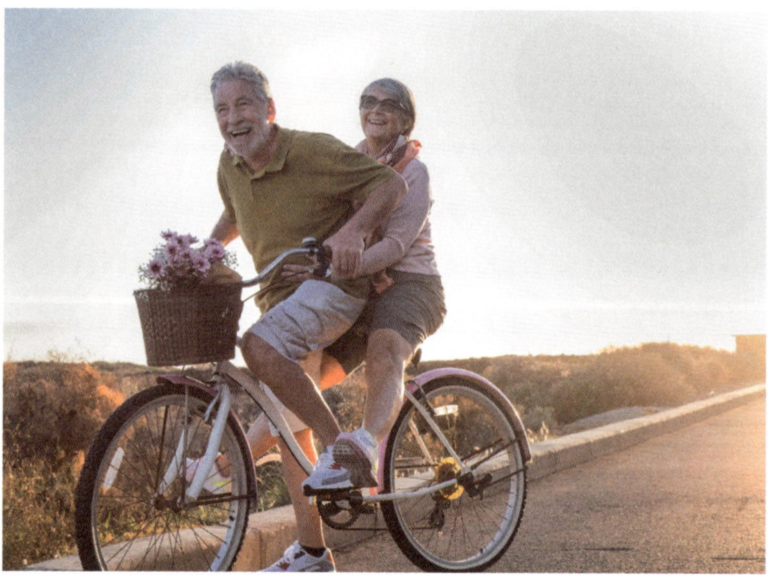

Sport sorgt in jedem Alter für Freude und eine bessere Lebensqualität.

Wie viel Zeit sollte ein älterer Mensch für das tägliche Training aufbringen?

Jeden Tag sollte ein 30-minütiges Ausdauerprogramm oder ein 15-minütiges Krafttraining durchgeführt werden. Um dorthin zu kommen, reichen bei absoluten Anfängern und Anfängerinnen auch erst einmal 15 Minuten Ausdauertraining am Tag. Generell gilt: Lieber regelmäßig und dafür weniger intensiv aktiv sein als umgekehrt.

die Ausnahme dar, aber dennoch kann jeder Mensch durch Sport das Herz schützen, die Risikofaktoren besser behandeln und sich vor Demenz schützen. Zudem sinkt die Gefahr, pflegeabhängig zu werden. Sport sollte in Form eines Ausdauertrainings und auch eines gezielten Krafttrainings im Wechsel ausgeübt werden. In Fitnessstudios, in Herzsportgruppen, Vereinen und selbst im Internet findet man unzählige Angebote, anhand derer jede und jeder Betroffene den individuellen Zugang zum Sport findet. Dank der Erfindung des E-Bikes besteht für viele Senioren und Seniorinnen die Möglichkeit, auf diesen besonders vorteilhaften, weil gelenkschonenden Ausdauersport zurückzugreifen.

Kontrolle der Risikofaktoren

In meiner Praxis sehe ich leider eine gewisse Tendenz, die Kontrolle und die Einstellung der Risikofaktoren im Alter etwas schleifen zu lassen. Oft höre ich dann: »Das lohnt sich doch ohnehin nicht mehr«, oder »Was kommen muss, soll kommen«. Dies ist eine gravierende Fehleinschätzung! Natürlich ist die Lebenszeit begrenzt und wir können den Tod nicht verhindern. Es geht aber nicht nur um Lebenszeit, die wir gewinnen möchten, sondern in erster Linie um Lebensqualität. Hinfälligkeit und Pflegebedürftigkeit müssen und können verhindert werden. Ein Schlaganfall aufgrund einer nicht behandelten *Hypercholesterinämie* zum Beispiel führt nicht zwangsläufig zum Tod, sondern verursacht in vielen Fällen ein langjähriges Leiden mit körperlicher Einschränkung in einem Pflegeheim.

Deswegen unser Appell: Gehen Sie auch im Alter regelmäßig zu Vorsorgeuntersuchungen. Kontrollieren Sie Ihre Blutdruckwerte, Ihren Cholesterinspiegel und Ihre Zuckerwerte. Sorgen Sie durch Bewegung (Kapitel 7) und ausgewogene Ernährung für einen gesunden Lebensstil. Seien Sie versichert: Es wird sich auszahlen.

Übergewicht vermeiden

Älterwerden bringt zwei Dinge mit sich, die sich nicht unbedingt positiv auf unser Gewicht auswirken: Unsere Stoffwechselaktivität verlangsamt sich und wir bewegen uns automatisch weniger. Die Folge davon ist, dass Jahr für Jahr ein Kilo mehr auf der Waage hinzukommt. Neben den schädlichen Auswirkungen auf unser Herz ist Übergewicht auch ein Risikofaktor für zahlreiche Krebserkrankungen, von den Belastungen für unsere Gelenke ganz zu schweigen. Die schleichende Gewichtszunahme wird oftmals nicht bemerkt, was allein schon deshalb ein Problem darstellt, weil abzunehmen schwererfällt, als ein stabiles Gewicht zu halten. Kontrollieren Sie daher regelmäßig Ihr Gewicht auf der Waage. Schwankungen von ein bis zwei Kilogramm sind akzeptabel und häufig durch Änderungen in unserem Salz- und Flüssigkeitshaushalt erklärbar. Aber spätestens dann, wenn die Gewichtszunahme darüber hinausgeht, sollte man sofort konsequent gegensteuern. Vermeiden Sie generell hochkalorische Nahrungsmittel wie Zucker und »schlechtes« Fett (Kapitel 7).

Welche Fehler im Alter zu vermeiden sind

Trotz der langen Lebenserfahrung und eines gewissen Grads an Weisheit sollte man auch im hohen Alter mögliche Fehler anerkennen und vermeiden.

Fehleinnahme der Medikamente

Mit dem Alter nimmt in der Regel die Anzahl der einzunehmenden Medikamente zu. Einige Menschen müssen am Tag tatsächlich 15 Tabletten zu sich nehmen, wobei manche bis auf viermal täglich verteilt werden müssen. Es ist kein Wunder, dass man damit häufig durcheinanderkommt und überfordert ist. Damit Tabletten regelmäßig und zuverlässig eingenommen werden, bedarf es einer sehr guten Organisation. Die einfachste Methode ist immer noch eine herkömmliche Medikamentenbox, in der die Medikamente für die gesamte Woche vorgerichtet werden. Vielen älteren Menschen ist es jedoch lästig, die Box allwöchentlich wieder aufzufüllen. Bei einigen ist die Sehkraft auch so eingeschränkt, dass sie die Tabletten beim Richten nicht auseinanderhalten können. So kann es zu fatalen verwechslungsbedingten Fehlern kommen. Wer mit der Technik geht, kann sich von seinem Mobiltelefon an die jeweilige Medikamenteneinnahme erinnern lassen. Diese Möglichkeit ist jedoch längst nicht allen älteren Menschen vertraut und zugäng-

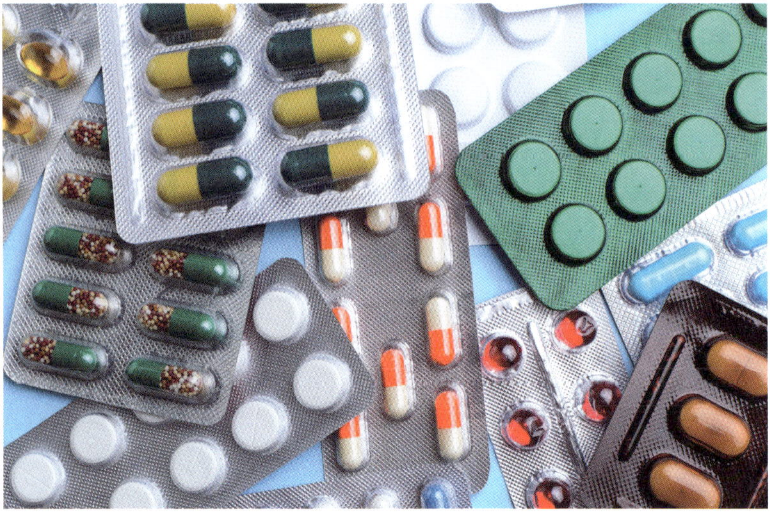

Bei so vielen Medikamenten kann man leicht den Überblick verlieren.

lich. Lassen Sie sich daher beim Richten der Medikamente und bei der Medikamenteneinnahme helfen. Als Erinnerung dient auch ein herkömmlicher Wecker. Sorgen Sie dafür, dass Ihr Medikamentenplan immer auf dem neuesten Stand ist. Je mehr handschriftliche Veränderungen der Plan enthält, desto unübersichtlicher wird er. Bringen Sie Ihren Medikamentenplan bei jedem Arztbesuch, auch zum Facharztbesuch, mit. So werden doppelte Rezepte, Wechselwirkungen zwischen verschiedenen Medikamenten und falsche, potenziell gefährliche Verordnungen vermieden. Ändern Sie Ihre Einstellung zu den Medikamenten. Medikamente sind nicht Ihre Feinde, sondern Ihre Freunde. Sie lindern entweder Ihre Beschwerden oder verlängern Ihr Leben. Fragen Sie regelmäßig Ihre Ärztin oder Ihren Arzt, ob mindestens einer von beiden Faktoren bei Ihren Medikamenten zutrifft, um entscheiden zu können, ob die Therapie weiterhin sinnvoll für Sie ist.

Ablehnen sinnvoller Therapie

Mit zunehmendem Alter können mentale Flexibilität, Mut und Spontaneität der meisten Menschen abnehmen. Das ist ganz normal. Wenn man deshalb aber auf lebenslang ausgeübten Prinzipien und Gewohnheiten beharrt, besteht die Gefahr, Fehlentscheidungen zu treffen, wenn es um die eigene Gesundheit geht. Solche Entscheidungen bereuen viele nicht selten dann einige Jahre später. Dies betrifft insbesondere Eingriffe und Operationen. Im Gegensatz zu Tumorerkrankungen, bei denen die allermeisten Betroffenen einer nötigen Operation sofort zustimmen, sind viele Menschen eher zurückhaltend, wenn es um erforderliche Operationen am Herzen geht. Dabei ist die Prognose von Herzerkrankungen, die entgegen der Empfehlung nicht operiert werden, in der Regel schlechter als bei den meisten Tumorerkrankungen. Die Bedeutung eines frühzeitigen Eingriffs, gerade wenn es den Betroffenen aktuell gar nicht so schlecht geht, wird häufig unterschätzt. Dies ist zum Beispiel bei der Mitralinsuffizienz der Fall (Seite 183). Vertrauen Sie daher Ihrer Ärztin oder Ihrem Arzt, wenn sie oder er Ihnen zu einem Eingriff rät. Und trauen Sie sich den Eingriff selbst auch zu. Und wie gesagt, steht es Ihnen selbstverständlich frei, sich eine weitere Meinung einzuholen, wenn es Ihnen mehr Sicherheit gibt.

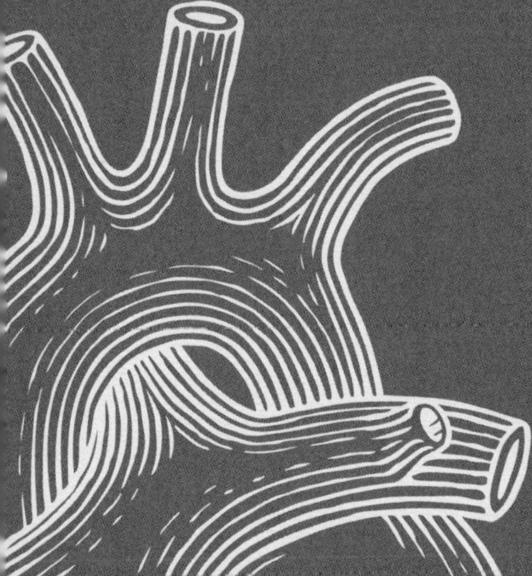

Kapitel 7

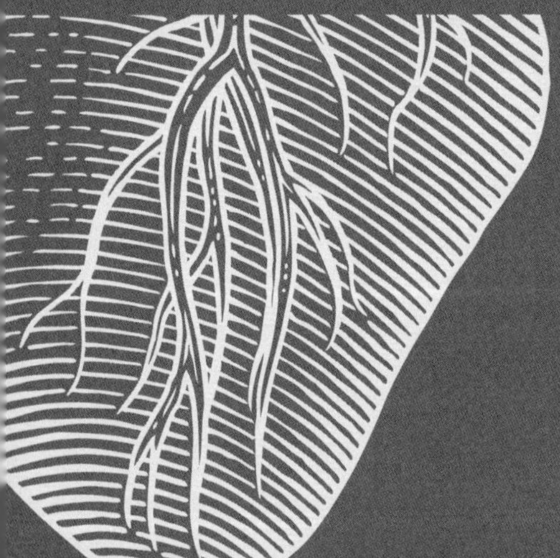

Ihr 6-Wochen-Plan für ein gesundes *Herz*

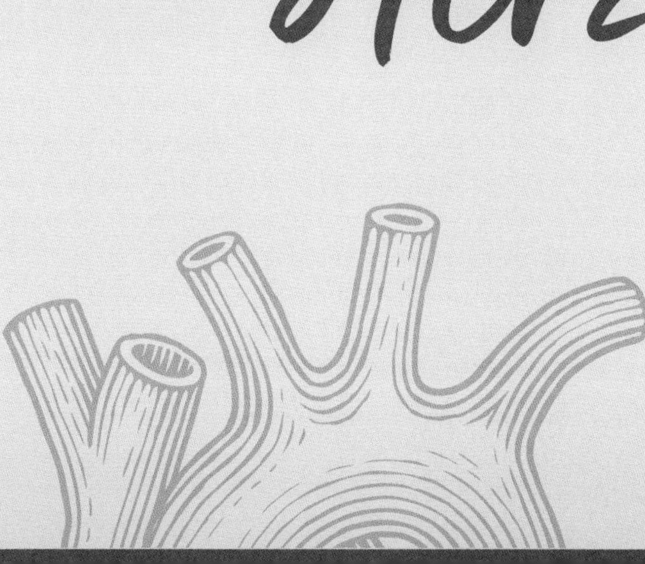

Von alleine tut sich nichts

Das wissen Sie bereits. In den vorherigen Kapiteln haben Sie viel über verschiedene Erkrankungen des Herz-Kreislauf-Systems erfahren. Immer wieder haben Sie über Möglichkeiten gelesen, wie Sie selbst Ihr Herz vor Krankheiten schützen können oder verhindern, dass sich eine bestehende Herzerkrankung ungünstig entwickelt. Vielleicht haben Sie schon das eine oder andere dazugelernt. Vielleicht haben Sie aber auch ein bisschen den Überblick verloren. Deshalb werden wir Ihnen in diesem Kapitel noch einmal die unserer Meinung nach besten und wirksamsten Maßnahmen vorstellen, mit denen Sie Ihr Herz ein Leben lang zumindest weitgehend gesund halten können oder eine bereits bestehende Erkrankung am Fortschreiten hindern.

Die Erfahrung zeigt, dass radikale, übertriebene Veränderungen des Lebensstils von einem Tag auf den anderen langfristig nicht von Erfolg gekrönt sind. Wir sind der Meinung, dass man sich für nachhaltige Veränderungen Zeit lassen sollte. Das Zauberwort ist eher Beständigkeit. Es ist besser, schrittweise Dinge zu verändern und diese dann aber in aller Konsequenz beizubehalten. Das ist unser Konzeptvorschlag, der sich auch bei vielen Betroffenen in meiner Praxis bewährt hat. Wir haben daher eine Zeitspanne von sechs Wochen für eine kontinuierliche Anpassung Ihres Alltags an ein herzgesundes Verhalten gewählt. Sechs Wochen sind die Zeitspanne der Sommerferien. Es ist keine furchtbar lange Zeit, aber sie ist ausreichend, um für sich eine Zäsur zu setzen. Unser 6-Wochen-Programm soll nicht den Charakter einer Crash-Diät haben. Wir geben auch keine falschen Versprechungen ab. Es soll Ihnen einen Leitfaden geben, wie Sie nach einem professionellen Konzept schrittweise zu einem gesunden, lebensverlängernden und herzfreundlichen Lebensstil gelangen. Sehen Sie das Programm als Einladung oder Vorschlag an. Viele Dinge, die darin enthalten sind, befolgen Sie vielleicht bereits. Einige Maßnahmen werden Ihnen leichtfallen, andere schwerer. Ihre Erfolgschancen steigen übrigens deutlich, wenn Sie das Programm nicht alleine, sondern mit einem Partner oder einer Partnerin absolvieren. Die gegenseitige Motivation, die wohlwollende Kontrolle, die freundliche Erinnerung – das alles ist von immenser Wichtigkeit.

Noch ein Tipp: Legen Sie ein Datum für unser Programm heute fest, am besten jetzt sofort. Aus Gewohnheit wählen die meisten Menschen den Montag als Startpunkt. Warum wählen Sie nicht einmal

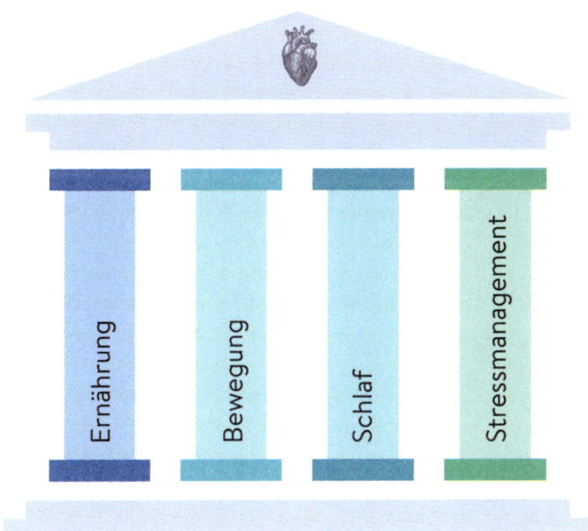

Die vier Komponenten des 6-Wochen-Plans tragen die Herzgesundheit gleichermaßen.

den Freitag? Das hat den Vorteil, dass Sie das Wochenende gleich voll ausnutzen können, ohne durch die alltäglichen Störungen und Ablenkungen gleich wieder aus dem Konzept gebracht zu werden.

Wenn Sie bis hierher aufmerksam gelesen haben, konnten Sie vielleicht erkennen, dass sich unsere Empfehlungen grob in vier Bereiche einteilen lassen, auf denen auch unser 6-Wochen-Plan basiert.

Entscheidung gefallen? Datum gewählt? Starttag gewählt? Herzlichen Glückwunsch. Der erste und wichtigste Schritt ist getan.

Die beste Ernährung

Es ist doch eigentlich ganz einfach: Die Grundlage jeglicher Lebensform ist, dass wir Energie aufnehmen. Denn Leben bedeutet Energieverbrauch. Beim Menschen und Säugetieren bedeutet Energie Nahrungsaufnahme. Leider können wir nicht wie die Pflanzen von Sonnenlicht leben. Nahrung liegt heutzutage in tausendfacher Varianz vor, zumindest in den sogenannten hoch entwickelten Industriestaaten. In der Steinzeit war das anders: Auf dem Speiseplan standen Fleisch, Fett, Früchte und Beeren. Der Ackerbau, das Getreide und die Kartoffel kamen erst später. Nahrung war für unsere Vorfahren längst nicht jeden Tag verfügbar. Es konnte Tage dauern, bis ein Jagderfolg wieder für einen reich gedeckten Tisch sorgte. Dann galt es, sehr viele hungrige Mäuler im Stamm zu versorgen. Und wen wundert es? Wer zuerst kam, mahlte zuerst. Von den Essgewohnheiten der Urmenschen ausgehend, haben sich in unseren Genen Verhaltensmuster eingraviert, die uns in heutzutage, oder genauer gesagt bei der Energieaufnahme, zum Verhängnis werden.

Wir essen zu viel tierisches Fett, wir essen zu viel Zucker, wir essen hastig und schnell. Wir achten nicht auf unser Sättigungsgefühl. Es war ein Überlebensvorteil für einen Steinzeitmenschen, wenn er, sobald Nahrung verfügbar war, so schnell und so viel auf einmal aß, wie es ihm möglich war. Dabei suchte er vornehmlich nach Fett und Zucker. Beides sind hochenergetische Nahrungsmittel. Heute liegt die Energie vor uns im Supermarkt oder hinter der Theke der Fast-Food-Kette. Unser genetisch angelegtes Essverhalten hat sich (noch) nicht geändert.

Das Ziel unseres 6-Wochen-Programms bezüglich Ernährung heißt Mittelmeerkost. Das ist nach moderner Studienlage die gesündeste Kost für Ihr Herz. Und seien wir ehrlich: Essen wie am Mittelmeer? Es könnte Schlimmeres geben.

In der **ersten Woche** ändern Sie noch nicht Ihren Speiseplan, wohl aber Ihre Essgewohnheiten. Kaiser, König, Bettelmann: Ist Ihnen das ein Begriff? Starten Sie den Tag mit einem ausreichenden Frühstück. Denn für den Tag brauchen Sie Energie. Mittags essen Sie bereits deutlich weniger. Das hilft auch, das Mittagstief schneller zu überwinden. Abends kommt der Bettelmann zum Zug; man nimmt eine Kleinigkeit zu sich. Ihr Körper dankt es ihnen mit erholsamem Schlaf. Denn auch Ihr Verdauungssystem möchte nachts nicht arbeiten. Nach der *Tagesschau* essen Sie gar nichts mehr. Vermeiden Sie generell Snacks oder kalorienreiche Zwischenmahlzeiten. Wenn Hunger zwischendurch auftritt, knabbern Sie Gemüse oder essen ein Stück Obst.

Woche zwei beinhaltet eine einzige (!) Aufgabe: Essen Sie langsam. Das hört sich so banal an, ist es aber nicht. Beobachten Sie einmal die Geschwindigkeit am Nachbartisch in der Kantine oder im Restaurant. Manchmal fühlt man sich wie in einem Wettbewerb des besonders schnellen Essens. Langsam essen heißt, sich Zeit zu nehmen und jeden Bissen zu genießen. Wir halten nichts vom Zählen der Kaubewegung. Essen soll kein Programm darstellen, das nach einem mathematischen Algorithmus abläuft. Machen Sie sich bewusst, dass Sie Ihren Körper mit wertvoller Energie auffüllen. Dafür braucht es Zeit. Wer unter Termindruck ist, sollte es lieber gleich sein lassen. Nach nur wenigen Tagen werden Sie merken, wie wohltuend es ist, langsam und genussvoll zu essen.

In **Woche drei** überprüfen Sie Ihre Einkaufsgewohnheiten. Wann kaufen Sie wo ein? Sind Sie meist in Eile? Haben Sie eine Liste oder wählen Sie eher nach Gefühl? Die allermeisten gehen in den Supermarkt. Die Öffnungszeiten, in Großstädten zum Teil durchgehend 24 Stunden, die ständige Verfügbarkeit sämtlicher Nahrungsmittel und natürlich auch der Preis haben im Grunde genommen sämtliche alternativen Einkaufsmöglichkeiten verdrängt. Versuchen Sie, Supermärkte nun ab Woche zwei konsequent zu meiden. Kaufen Sie saisonale Produkte, vorzugsweise auf dem Markt oder in ausgesuchten Lebensmittelgeschäften. Natürlich ist das teurer. Sie können aber Geld sparen, indem Sie sich von vielen hochpreisigen Lebensmitteln und Genussgiften verabschieden. Dazu gehören Fleisch, Zigaretten, Alkohol und gezuckerte Getränke jeder Art. Wenn Sie den Kasten Cola gegen Wasser tauschen, haben Sie das Geld für den Markt schon wieder eingespart. Gehen Sie außerdem nicht hungrig einkaufen. Der Hunger verführt zum Kauf von ungesunden, schnell verfügbaren Lebensmitteln. Die Werbung tut ein Übriges dazu. Hungrig kaufen Sie außerdem eher zu viel ein. Und was zu Hause im Kühlschrank steht, wird nicht weggeschmissen, sondern im Zweifelsfall verzehrt.

In **Woche vier** ändern Sie Ihre Trinkgewohnheiten. Damit meinen wir nicht nur den Alkohol. Ein Drink am Tag scheint zumindest für das Herz unbedenklich zu sein. Das kann ein Bier oder ein Glas Wein sein. Schnäpse und Liköre sollten konsequent gemieden werden. Beim Wein scheint der Rotwein zumindest in manchen Studien eine gefäßschützende Wirkung zu haben. Doch nicht nur der Alkohol an sich spielt eine Rolle – alkoholische Getränke sind auch kalorienhaltig. Alkohol zu meiden, wird sich also auch positiv auf Ihr Körpergewicht auswirken. Gezuckerte Getränke wie Softdrinks, heiße Schokolade, gesüßte Kaffeeprodukte, Eistees und ähnliche Produkte sollten strikt gemieden werden. Säfte als Schorle sind erlaubt, wobei der Wasseranteil über 50 Prozent liegen sollte. Am besten jedoch ist es, Mineralwasser zu trinken: Beginnen Sie den Tag mit ein bis zwei Gläsern. Auch vor den Mahlzeiten empfiehlt sich ein Glas. Der Magen wird gedehnt und sendet erste Sättigungssignale. Kaffee und Tee ohne Zucker sind erlaubt. Kaffee erhöht auch nicht den Blutdruck, wenn man ihn regelmäßig konsumiert.

Ab **Woche fünf** passen Sie schrittweise Ihren Speiseplan an. Essen Sie bunt und ballaststoffreich, also so viel Salat und Gemüse und zuckerarmes Obst wie möglich. Am besten verzehren Sie fünf Portionen am Tag mit möglichst wechselnden Farben. Reduzieren Sie Ihren Fettkonsum, insbesondere frittierte Speisen. Beim Bäcker meiden Sie alle Produkte, die auch gern von Wespen zur Nahrungsaufnahme genutzt werden. Lassen Sie bei jedem Nahrungsmittel das sichtbare Fett weg. Fett ist allerdings oft auch unsichtbar versteckt in Nahrungsmitteln, wie Süßigkeiten oder Fertiggerichten, vorhanden. Verwenden Sie statt tierischer Fette die richtigen Öle, also insbesondere die Öle mit den meisten ungesättigten Fettsäuren, wie Olivenöl, Rapsöl und Leinöl.

Essen Sie täglich hochwertige Getreideprodukte wie Vollkornbrot. Nudeln oder Kartoffeln werden in Deutschland traditionell als Beilage zu reichlich portioniert. Wenn Sie ihre Faust ballen, ergibt das ungefähr die empfohlene Portion an Reis, Nudeln oder Kartoffeln. Auf Kartoffeln sollten Sie den Schwerpunkt legen, allerdings nicht frittiert in Stäbchenform. Die besten Beilagen sind übrigens Hülsenfrüchte, denn Linsen, Erbsen oder Bohnen machen satt und enthalten zahlreiche Ballaststoffe. Konsumieren Sie viel Fisch und wenig Fleisch. Beim Fisch empfehlen wir Lachs, Hering und Kabeljau. Vegetarische Kost ist ebenfalls günstig.

Süßigkeiten, Knabbereien wie Chips und so weiter sollten die absolute Ausnahme sein. Dass zuckerhaltige Getränke unbedingt vermieden werden sollten, habe wir zwar schon erwähnt, kann jedoch nicht stark genug betont werden.

In **Woche sechs** kommt keine neue Aufgabe mehr hinzu. Vielmehr sollten Sie jetzt alle Schritte der vergangenen Wochen in ein Gesamternährungskonzept einpflegen. Vielleicht legen Sie »Fischtage« fest. Wann gehen Sie wieder auf den Markt? Haben Sie Ihre Essenszeiten von Termindruck befreit? Genießen Sie Ihre neue Form der Energieaufnahme. Spüren Sie den Unterschied und seien Sie stolz auf das Erreichte.

Ohne Bewegung geht nichts

Über den Risikofaktor Nummer eins und einen wesentlichen Feind unserer Herzgesundheit konnten wir Sie bereits in Kapitel 2 (Seite 50) aufklären – und Fakt ist: Um Sport kommt keiner von uns herum, wenn man sein Herz schützen möchte! Unser 6-Wochen-Plan soll Ihnen dabei helfen, ein regelmäßiges und beständiges Bewegungsprogramm in Ihren Alltag zu integrieren, das aus verschiedenen Komponenten zusammengesetzt ist und zu Ihnen passt. Unsere Leserschaft ist zu heterogen, um auf jede Altersgruppe und jede vorliegende Erkrankung einzugehen. Unser Plan ist daher ein grober Vorschlag, wie Sie Bewegung in den Alltag integrieren können. Er hat nicht den Anspruch auf detaillierte Trainingspläne oder maßgeschneiderte Übungseinheiten. Das würde den Umfang unseres Ratgebers überfordern. Wir verweisen hier auf einschlägige Literatur im Handel. Ausgefeilte Vorschläge und spezielle, individuelle Programme kann Ihnen auch Ihre Fachärztin oder Ihr Facharzt für Kardiologie oder Sportkardiologie ausarbeiten.

In **Woche eins** machen Sie eine Bestandsaufnahme. Wo stehen Sie? Sind Sie absoluter Anfänger oder Anfängerin oder Sportmuffel? Vielleicht bewegen Sie sich schon ausreichend. Aber ist das Training vielleicht zu einseitig? Fehlt Ihnen eine Komponente? Machen Sie sich aktiv bewusst, welche Wohltat es für Ihren Körper ist, wenn er sich bewegen darf. Sport oder Bewegung ist mit Abstand das wirksamste Gegenmittel gegen den Alterungsprozess und fast jede Erkrankung. Verbannen Sie die gängigen Ausreden aus Ihrem Kopf. Sie sind nie zu alt und auch nie zu krank für Sport! Legen Sie feste Trainingszeiten für die Woche fest. Verabreden Sie sich mit sich selbst oder einem Sportbuddy. Ihr Termin für Sport hat die gleiche Wichtigkeit wie ein Arzttermin oder der Geburtstag im Freundeskreis. Wählen Sie eine Sportart aus, die Ihnen Spaß macht. Nutzen Sie die Zeit, um zu sich selbst zu kommen, Musik zu hören oder soziale Kontakte zu pflegen. Kaufen Sie sich die passende Ausrüstung: Wer joggt, braucht gute Schuhe. Auch atemaktive Sportkleidung sollte zur Standardausrüstung zählen. Die richtige Vorbereitung wird Ihnen die Umsetzung Ihrer Ziele erleichtern.

In **Woche zwei** ändern Sie Ihre Bewegungsgewohnheiten. Wann immer es möglich ist, benutzen Sie Ihre Füße oder ein Fahrrad, um von A nach B zu kommen. Lassen Sie Ihr Auto so oft wie möglich stehen. Parken Sie von Ihrem Zielort entfernt. Steigen Sie eine Haltestelle zu früh aus. Jeder Schritt zählt. Nehmen Sie jede Treppe dankbar an. Aufzüge meiden Sie konsequent. Im Büro integrieren Sie stündlich kleine Kraft- oder Gymnastikübungen. Schon zehn Minuten am Tag haben messbare Auswirkungen auf Ihre Gesundheit.

Ab der **dritten Woche** beginnen Sie mit dem strukturierten Ausdauertraining – start low, go slow. Starten Sie mit drei Tagen pro Woche. Trainieren Sie lieber öfter und kürzer als selten und dafür länger. Neulinge beginnen mit einer ganz geringen Intensität und mit kurzen Zeiten. Und wenn es nur zehn Minuten sind – wichtig ist, dass Sie lernen, jeden Tag eine körperliche Aktivität in den Alltag zu integrieren. Die Intensität sollte so gewählt sein, dass Sie immer in der Lage sind, sich mit einem Sportpartner oder einer -partnerin während der Einheit zu unterhalten. Als Sportart empfehlen wir Ihnen Fahrradfahren, Walken oder langsames Joggen. Auch Schwimmen ist geeignet. So banal es klingt: Es muss Ihnen Spaß machen. Nach dem Sport sollten Sie ein angenehmes Körpergefühl mit nach Hause nehmen. Wer bereits ausreichend fit ist, kann alternativ auch 75 Minuten einen anstrengenden Ausdauersport wie strammes Walken, Joggen oder schnelles Schwimmen absolvieren.

Ab **Woche vier** erhöhen Sie langsam Dauer und Intensität Ihrer Einheiten. Die Steigerung gestalten Sie individuell. Optimalerweise erreichen Sie im Laufe der sechs Wochen eine Zeit von 150 Minuten Ausdauersport pro Woche. Wir wissen, das klingt viel. Aber auf die Woche verteilt ist es machbar. Wir persönlich empfehlen fünfmal 30 Minuten in der Woche. In der vierten Woche sollten Sie immer noch nicht an Ihre Belastungsgrenze gehen. Bemerken Sie erste Erfolge, testen Sie Ihre schon leicht verbesserte Fitness im Alltag.

In **Woche fünf** integrieren Sie ein Krafttraining: Zweimal die Woche moderates Krafttraining für 15 Minuten wäre ideal. Das können Gewichte sein oder Übungen mit dem eigenen Körpergewicht. Gerade Letztere können Sie auch während der Arbeit oder abends vor dem Fernseher anwenden. Beim Gewichttraining benutzen Sie vorzugsweise kleinere Gewichte, dafür mehr Wiederholungen. Gerade beim Krafttraining werden sehr viele Fehler gemacht. Lassen Sie sich daher unbedingt die richtige Anwendung der einzelnen Übungen zeigen. Das können Fitnesstrainer und -trainerinnen, Physio- oder Sporttherapeuten und -therapeutinnen sein.

Bei den Ausdauereinheiten dürfen Sie jetzt auch ein Intervalltraining ergänzen. Das heißt, Sie trainieren innerhalb einer Einheit immer wieder kurz an Ihrer Belastungsgrenze, um sich anschließend in Ihrer moderaten Komfortzone wieder zu erholen.

Zu einem kompletten Bewegungsprogramm fehlt jetzt noch ein Koordinationstraining. Mit zunehmendem Alter verlieren wir die Fähigkeit, unsere Bewegungen koordiniert durchzuführen oder das Gleichgewicht zu halten, und natürlich auch unsere Elastizität. Führen Sie daher mindestens dreimal die Woche Gleichgewichtsübungen durch und verbessern Sie Ihre Koordination. Dehnen Sie sich regelmäßig, vorzugsweise nach dem Ausdauersport. Hierzu eignen sich Pilates und Yoga.

Das Herz braucht Schlaf

Viele Menschen unterschätzen die Bedeutung eines gesunden Schlafs. Ausreichend Schlaf in hoher Qualität gilt als Garant für eine stabile psychische und physische Gesundheit. Schlafmangel dagegen, zumal wenn er chronisch wird, erhöht das Risiko für Infektionen und Herzerkrankungen. Das Schlafbedürfnis beziehungsweise die Anzahl der Stunden, die wir tatsächlich schlafen, variiert von Mensch zu Mensch. Für Erwachsene und ältere Menschen gilt allgemein die Empfehlung von sieben bis neun Stunden Schlaf pro Nacht. Unter sechs Stunden Schlaf ist zu vermeiden. Manche Menschen brauchen allerdings über neun Stunden, um ausgeschlafen zu sein.

Die **erste Woche** gilt wieder als Bestandsaufnahme. Setzen Sie sich aktiv mit Ihren derzeitigen Schlafgewohnheiten auseinander. Dazu gehört nicht nur die Schlafenszeit, sondern auch das Drumherum. Haben Sie das Gefühl, Sie schlafen »richtig«? Wann gehen Sie in der Regel zu Bett und wie viel Schlaf benötigen Sie, um am Morgen erholt und für den Tag gerüstet aufzustehen?

Die optimale Einschlafzeit, so eine wissenschaftliche Auswertung, scheint zwischen 22:00 und 23:00 Uhr zu liegen.[22] Je später Sie einschlafen, desto höher das Risiko für Herz-Kreislauf-Erkrankungen. Wichtig ist auch der regelmäßige Schlafrhythmus. Die Zeit des Einschlafens und Aufstehens sollte nicht zu sehr variieren, auch am Wochenende nicht. So kann sich Ihre innere Uhr optimal auf Ihren Schlafrhythmus einstellen. Nutzen Sie die erste Woche, um sich auf eine regelmäßige Schlafenszeit einzustellen, von der Sie dann nur in Ausnahmefällen abweichen. Richten Sie darauf auch Ihren Tagesablauf aus.

Um hierbei alles gut im Blick zu behalten, kann ein Schlaftagebuch hilfreich sein. Notieren Sie sich, wann Sie eingeschlafen und aufgewacht sind. Und auch die Schlafqualität sollten Sie beobachten: Vermerken Sie, ob Sie durchgeschlafen haben oder ob beziehungsweise wie oft Sie wach geworden sind (diese Notizen aber bitte nicht nachts machen, sondern besser am nächsten Morgen), ob Ihr Schlaf tief oder unruhig war und wie erholt Sie sich am nächsten Morgen fühlen. Darüber hinaus nehmen natürlich auch Faktoren wie Ernährung und Stress Einfluss auf die Schlafqualität, diese können Sie ebenfalls in Ihrem Tagebuch festhalten, das könnten Fragen sein wie: Wann haben Sie das letzte Mal gegessen? War es eher schwere oder leichte Kost? Haben Sie an diesem Tag Sport getrieben? Haben Sie Alkohol getrunken? Steht am Folgetag ein wichtiger Termin oder ein besonderes Ereignis an? Vor allem für die erste Woche ist diese Art der Dokumentation sehr hilfreich, um Faktoren und Muster zu erkennen. Aber auch langfristig kann es helfen, den Überblick zu behalten und gewissermaßen als feste Routine für Stabilität zu sorgen. Folgende Tabelle ist ein Beispiel dafür, wie Sie ihr Schlaftagebuch führen könnten:

	Uhrzeit des zu Bett Gehens	Uhrzeit des Einschlafens	Uhrzeit des Aufwachens	Sind Sie nachts aufgewacht? Falls ja, wie oft?	Wie erholt fühlen Sie sich heute? (von 1 = »total k. o.« bis 10 = »frisch und erholt«)	Weitere Faktoren
Tag 1						
Tag 2						
Tag 3						
Tag 4						
Tag 5						
Tag 6						
Tag 7						

In der **zweiten Woche** schaffen Sie die Voraussetzung für eine angenehme Schlafatmosphäre. Ihr Schlafzimmer sollte Ruhe und Ausgeglichenheit ausstrahlen. Grelle Farben und Bilder stören dabei. Verwenden Sie ruhige und angenehme Farben für die Bettwäsche. Wählen Sie eine hochwertige Matratze zum Schlafen. Über ein Drittel Ihres Lebens verbringen Sie im Bett. Sie können es sich schlichtweg nicht leisten, auf einer minderwertigen Unterlage zu nächtigen. Auch die Bettdecke und das Kopfkissen sollten von ausreichender Qualität sein. Nutzen Sie die Woche, um Ihre »Schlafutensilien« nach Qualität und Eignung zu überprüfen. Holen Sie sich gegebenenfalls fachmännischen Rat. Das Bett sollte idealerweise das einzige Möbelstück im Raum sein und auch nur zum Schlafen benutzt werden. Dadurch wird die Verknüpfung »Bett = Schlaf« im Gehirn verankert. Ein Fernseher hat im Schlafzimmer nichts verloren, das gilt auch für Arbeitsutensilien oder Sportgeräte. Arbeiten im Schlafzimmer ist tabu.

In der **dritten Woche** geht es um die Verbesserung der Schlafumgebung. Der wichtigste und vermutlich forderndste Punkt: Machen Sie es sich zur Gewohnheit, das Schlafzimmer frei zu halten von belastenden und unangenehmen Gefühlen. Das geht tatsächlich: Hängen Sie beim Betreten des Schlafzimmers die Sorgen und Probleme symbolisch an einen Haken am Türrahmen – über diese Themen im Raum zu sprechen oder an sie zu denken, ist nun tabu. Manchen hilft es, bedrückende Gedanken vor dem Zubettgehen auf einen Zettel zu schreiben, anstatt sie mit unter die Decke zu nehmen – der Zettel bleibt aber natürlich außerhalb des Schlafzimmers. Wer dennoch nachts länger wach liegt und vor sich hin grübelt, sollte aufstehen und ein paar Schritte laufen, anstatt im Bett den aufwühlenden Gedanken (Stichwort Kopfkino) nachzugehen. Auf den Schlafräuber falsche Ernährung sind wir bereits eingegangen: Vermeiden Sie späte, voluminöse Mahlzeiten am Abend. Gleiches gilt für Zitrusfrüchte und sehr scharfe Speisen. Koffein und Nikotin wirken aufputschend und sollten ebenfalls gemieden werden. Auch Alkohol macht nur scheinbar müde; in Wahrheit sorgt er für einen unruhigen Schlaf, denn der Körper muss arbeiten, um den Alkohol abzubauen, daher ist er im »Aktivmodus«. Sport hingegen fördert den Schlaf – allerdings gilt das nur für sportliche Aktivität bis etwa drei Stunden vor dem Zubettgehen, denn so lange dauert es, bis sich der Hormon- beziehungsweise Endorphinhaushalt wieder beruhigt hat. Außerdem ist es wichtig, blaues Licht aus dem Schlafzimmer zu entfernen. Damit müssen Handy, Tablets, Fernseher oder andere Geräte draußen bleiben.

In der **vierten Woche** gilt es, die Basis für eine neue Routine zu schaffen. Das heißt, Sie legen fixe Zeiten für das Einschlafen und Aufwachen fest, und zwar sowohl an Wochentagen als auch am

Wochenende. Jede Verhaltensweise braucht Regelmäßigkeit und Zeit, bis sie zur Gewohnheit wird. Versuchen Sie in dieser Woche, jeden Abend zur für Sie besten, aber immer gleichen Zeit ins Bett zu gehen und nach einem auskömmlichen Schlaf, der zwischen sechs und acht Stunden liegen kann, wieder aufzuwachen. Sie werden sehen, wie beruhigend es ist, wenn diese Routine wirklich in Ihnen gefestigt ist.

In **Woche fünf** kommen Sie zur Ruhe, um besser einzuschlafen. Wenn Sie abends Probleme mit dem Einschlafen haben, sollten Sie längere Schlafeinheiten am Tag vermeiden – auch wenn das sehr verlockend ist, weil man aufgrund des schlechten Schlafs vermutlich sehr müde ist. Ein kurzes Nickerchen ein- bis zweimal in der Woche nach dem Mittagessen für maximal 15 Minuten senkt dagegen signifikant das Risiko einer Herz-Kreislauf-Erkrankung. Vermeiden Sie anstrengende oder anregende Gespräche kurz vor dem Schlafengehen. Zum Einschlafen eignen sich hingegen Meditationen, ruhige Musik oder auch ein Hörbuch. Sorgen Sie stets für frische Luft und eine angenehme, jedoch nicht so warme Temperatur. Das optimale Schlafzimmer ist kühl, ruhig und dunkel. Von der Deutschen Gesellschaft für Schlafmedizin werden 18 Grad Celsius als Optimaltemperatur empfohlen. Auch die Luftfeuchtigkeit sollte nicht zu hoch liegen.

In der **sechsten Woche** fügen Sie alle Komponenten zusammen und bauen diese weiter in Ihren Alltag ein.

Richtig mit Stress umgehen

In **Woche eins** machen Sie eine Bestandsaufnahme. Empfinden Sie im Alltag Stress? Und wenn ja, was löst den Stress aus und welche Symptome verursacht er bei Ihnen? Nervosität, körperliche Symptome in Form von Herzklopfen oder Herzrasen? Oder steigt Ihr Blutdruck?

Überlegen Sie zudem doch einmal, was eigentlich den Stress in Ihrem Leben verursacht. Ist es der Beruf, die Partnerschaft oder das Familienleben? Zu viele Verpflichtungen? Oder die pflegebedürftigen Eltern?

Das zumindest sind die häufigsten Ursachen für Stress, von denen Betroffene in meiner Sprechstunde berichten.

Neben diesen – man ist geneigt zu sagen – offensichtlichen Gründen können aber auch verborgene Stressfaktoren vorliegen, die in ihren Auswirkungen den klassischen Stressoren nicht nachstehen. Hierzu zählen beispielsweise Unterforderung am Arbeitsplatz, andauernde Langeweile jeglicher Art, finanzielle Sorgen, dauerhaft gestörter Schlaf und last, but not least der sogenannte Freizeitstress. Dieser dient uns als Paradebeispiel, um zwischen *Eustress* und *Distress* zu unterscheiden – also positivem und negativem Stress. Wir kennen vermutlich alle jemanden dieses Typs Mensch, zum Beispiel den sprichwörtlichen »Hansdampf in allen Gassen«, der in der Freizeit einen Termin an den anderen reiht, gerne auch bei zwei Abendveranstaltungen gleichzeitig auftritt, in diversen Vereinen ehrenamtlich tätig ist, und dies dennoch nicht als Stress, sondern als wohltuend empfindet. Auch viel Arbeit muss nicht unbedingt ein Stressempfinden auslösen. Wenn Menschen einen Sinn hinter ihrem Tun erkennen, sind sie im sogenannten Flow oder eben Eustress. Diese gutartige Form des Stresses, so sagt uns die Forschung, ist nicht unbedingt gesundheitsschädlich. Im Gegensatz zu dem Stress, der durch Überforderung oder subjektiv empfundene Sinnlosigkeit unseres Tuns auftritt. Und was ebenfalls entscheidend ist: Handelt es sich um eine temporäre Situation, die sich in absehbarer Zukunft auflöst und mit ihr auch der jeweilige Stressfaktor?

Nehmen Sie sich eine Woche Zeit und schreiben Sie sämtliche Stressfaktoren in Ihrem Leben auf. Sie könnten jeden von ihnen mit einer Punktzahl versehen, zum Beispiel auf einer Skala von eins bis fünf. Achten Sie dabei auf Ihre emotionalen Reaktionen und Ihre körperlichen Reaktionen. Wie fühlt es sich zum Beispiel an, wenn Sie über Ihre aktuelle berufliche oder familiäre Situation nachdenken? Dabei kann es sein, dass sich vermeintlich negativer Stress als gar nicht so nachteilig oder belastend herausstellt. Mit ein bisschen Übung wird es Ihnen leichtfallen, zwischen Eustress und Disstress zu unterscheiden.

In **Woche zwei** haben Sie dann bereits eine kleine Liste an Stressfaktoren, die Sie in Ihrem Leben mehr oder weniger beeinträchtigen. Nutzen Sie diese Woche, um zu prüfen, welche von diesen sich abstellen lassen beziehungsweise was Sie selbst verändern können. Oder vielleicht fällt Ihnen bei der bloßen bewussten Betrachtung bereits ein, wie sich die Situation verbessern ließe.

Um Stress zu empfinden, muss grundsätzlich eine Diskrepanz zwischen Ihrer jetzigen Situation und einer Wunschsituation beziehungsweise einer Idealvorstellung bestehen. Diese Abweichung gilt es aufzulösen oder zumindest zu reduzieren. Dazu gibt es zwei Ansatzpunkte:

- **Mindset:** Überprüfen Sie, ob Ihre Ansprüche realistisch sind oder ob Sie sie nicht doch ein wenig runterschrauben sollten. Muss ich immer perfekt sein? Muss ich bei jedem Social Event anwesend sein? Geht es mir immer nur gut, wenn ich die Bedürfnisse anderer befriedige?
- **Handlung:** Sie können natürlich auch Ihre jetzige Situation in Richtung Idealzustand verändern: In der Regel müssen Sie dafür ins Handeln kommen. Zum Beispiel können Sie schwelende Konflikte im Beruf oder in der Familie ansprechen und aufzulösen versuchen. Bei Überforderung oder Unterforderung im Beruf können Sie mit Ihrem oder Ihrer Vorgesetzten sprechen oder sich an Ihr Team wenden.

Für welchen Weg Sie sich auch entscheiden: Nur Sie haben es in der Hand, etwas zu ändern, um Stress zu reduzieren oder sogar negativen in positiven umzulenken. Was das ist, Ihre Einstellung zu einem gewissen Stressor oder ein aktiver Schritt, bleibt natürlich Ihnen überlassen.

Natürlich ist uns klar, dass jede Lebenssituation komplex und individuell ist und nicht jedes Problem einfach gelöst werden kann. Das eine oder andere aber schon. Nehmen Sie sich die Woche Zeit, um herauszufinden, welche Stressfaktoren Sie in Ihrem Leben ändern können und welche tatsächlich zumindest für den Moment nicht lösbar sind. Allein diese Unterscheidung wird Ihnen ein besseres Gefühl geben. Mit dieser inneren Ordnung und einer daraus resultierenden gelasseneren Einstellung gehen Sie in Woche drei.

In **Woche drei** beschäftigen Sie sich dann mit der Akzeptanz. Frei nach dem bekannten Zitat: Haben Sie den Mut, Dinge zu ändern, die Sie ändern können, und akzeptieren Sie Dinge, die Sie nicht ändern können. Und vor allen Dingen: Lernen Sie das eine vom anderen zu unterscheiden! Akzeptanz ist das Zauberwort. Damit nehmen Sie negativen Einflüssen und Lebensumständen ihre toxische Wirkung. Akzeptanz steht im Widerspruch zur Verdrängung oder Schönrednerei, die auf Dauer das Leben nur komplizierter machen und Sie der Gefahr aussetzen, die Realität nicht anerkennen zu können. Stattdessen gilt es, das Leben, so wie es ist, zu akzeptieren und daraus das Beste zu machen.

Sie sind eine einzigartige Person. Ein Individuum im Kreise von bald 10 Milliarden Menschen auf der Erde. Egal, ob Sie krank oder gesund sind, reich oder arm – diese Faktoren nehmen Ihnen nicht Ihre ganz persönliche Würde. Nicht umsonst heißt es in unserem Grundgesetz: »Die Würde des Menschen ist unantastbar.« Wer soll Sie würdigen, wenn Sie nicht selbst damit anfangen? Nutzen Sie die Woche und pflegen Sie neben der Akzeptanz auch einen freundlichen Umgang mit sich selbst. Achten Sie auf liebevolle Wertschätzung der eigenen Person und des eigenen Lebenswerks.

In **Woche vier** etablieren Sie Zeit für sich selbst. Analog zum Sport genügen für den Anfang einige Minuten am Tag, während derer Sie nur mit und bei sich selbst sind. Definieren Sie diese Zeit ganz bewusst und integrieren Sie sie in Ihren Alltag. Ob Sie dabei entspannen, nachdenken, einem Hobby nachgehen, ein gutes Gespräch führen oder Sonstiges, liegt bei Ihnen. Es ist Ihre persönliche Zeit, die Ihnen keiner nehmen kann. Halten Sie in diesen Momenten Ablenkungen, Verpflichtungen oder Störungen jeglicher Art von sich fern.

In **Woche fünf** unterstützen Sie diese Einstellung durch stressreduzierende Maßnahmen. Es gibt eine unzählige Vielfalt von Entspannungstechniken und Übungen. Exemplarisch sei die Muskelrelaxation nach Jacobson oder Yoga erwähnt. Vielleicht helfen Ihnen auch Meditationen oder ein schöner Waldspaziergang. Manchen hilft auch eine Sporteinheit beim Stressabbau (aber achten Sie bitte darauf, dass sie nicht zu einer weiteren Verpflichtung wird, die dann Gegenteiliges bewirkt). Bei all diesen Beispielen gibt es ein zentrales Element: die Atmung. Tatsächlich atmen die meisten Menschen vor allem in Stressphasen falsch, ganz unbewusst natürlich. Dann wird die Atmung zu schnell und zu flach. Die so enorm wichtige Bauchatmung kommt nicht zum Zuge. Sie glauben nicht daran? Probieren Sie es aus. Bereits fünf Minuten konzentrierte tiefe Bauchatmung am Tag wirkt sich wie ein Wunder auf Ihr Seelenheil aus.

Zum Abschluss fügen Sie in **Woche sechs** alles noch mal in ein Gesamtkonzept ein. Umgang mit Stress ist eine Lebensaufgabe. Ihre alltäglichen Rahmenbedingungen, Ihre Verfassung und Ihre Widerstandskraft verändern sich permanent. Deshalb wird mal die eine, später vielleicht die andere Komponente dieses 6-Wochen-Programms in Ihrem persönlichen Fokus stehen. Jedenfalls besitzen Sie jetzt einen kleinen Werkzeugkasten, aus dem Sie sich je nach Anforderung immer wieder bedienen können.

»Im Herzen eines Menschen ruht der Anfang und das Ende aller Dinge.« Getreu dieses Zitats von Tolstoi war es uns ein Bedürfnis und gleichzeitig eine Freude, dieses Buch zu schreiben und Ihnen, liebe Leserinnen und Leser, zu verdeutlichen, dass Gesundheit in jedem Lebensalter im wahrsten Sinne des Wortes Herzenssache ist.

	Was Sie tun können	Woche 1	Woche 2
Ernährung	Zur richtigen Uhrzeit essen	Frühstücken wie ein Kaiser, mittags essen wie ein	
	Langsam und mit Bedacht essen		Langsam essen, lange
	Mit Verstand einkaufen		
	Trinkverhalten anpassen		
	Essen wie am Mittelmeer		
	Alles zu einer Einheit zusammenfügen		
Bewegung	Zielsetzung und Vorbereitung	Status quo definieren, Sportart wählen, regelmäßig	
	Bewegungsgewohnheiten anpassen		Gehen statt fahren,
	Mit Ausdauersport beginnen		
	Dauer und Intensität steigern		
	Krafttraining integrieren		
	Alles zu einer Einheit zusammenfügen		
Schlaf	Bestandsaufnahme und Tagebuch	Bestandsaufnahme: Wie viel Schlaf brauchen Sie?	
	Schlafzimmer auf Vordermann bringen		Matratze, Kissen, Bett-
	Schlafräuber eliminieren		
	Regelmäßigkeit etablieren		
	Zur Ruhe kommen		
	Alles zu einer Einheit zusammenfügen		
Mental	Stressoren herausfinden	Bewusste Auseinandersetzung mit Stressfaktoren;	
	Stressoren eliminieren		Abwägen welche dieser
	Lernen zu akzeptieren		
	Zeit für sich		
	Richtig atmen		
	Alles zu einer Einheit zusammenfügen		

Woche 3	Woche 4	Woche 5	Woche 6
önig und abends wie ein Bettelmann			
auen für mehr Achtsamkeit bei deinem Essverhalten			
inkaufen wird zum Erlebnis, weniger wird mehr, Markt statt Discounter, entspannt statt hungrig			
	Wenig Alkohol, viel Wasser und Finger weg von Softdrinks		
		Mehr mediterrane Zutaten und Gerichte	
			Kombination
ereinbarungen treffen, Ausreden verbannen, dranbleiben!			
eppe statt Aufzug – jede Chance auf Bewegung annehmen			
art low, go slow – 3-mal die Woche moderate Bewegung deinem Leistungsstand angepasst			
	Ausdauersport langsam bis auf 150 Minuten pro Woche ausbauen		
		Krafttraining mindestens 2-mal die Woche ergänzen	
			Kombination
gebuch führen			
ecke und Bettwäsche prüfen und gegebenenfalls austauschen (regelmäßig wiederholen)			
ein blaues Licht vorm Zubettgehen, nicht zu spät essen, Alkohol meiden, zur Ruhe kommen			
	Möglichst zur gleichen Zeit zu Bett gehen und zur gleichen Zeit aufstehen		
		Einschlafgeschichten oder Meditation ausprobieren	
			Kombination
as stresst wie sehr?			
ktoren sich ändern lassen und welche nicht			
ch selbst und das eigene Leben akteptieren, nichts verdrängen oder schönreden, sich selbst würdigen			
	Bewusste Me-Time in den Alltag einbauen, in der niemand stören darf		
		Mit der richtigen Atemtechnik Stress abbauen	
			Kombination

Quellen

1 Statista (2023): *Interesse der Bevölkerung in Deutschland an Sport von 2019 bis 2023.* Verfügbar unter: https://de.statista.com/statistik/daten/studie/170943/umfrage/interesse-an-sport/; aufgerufen am 06.11.2023

2 Statistisches Bundesamt (2022): *Gesundheitsausgaben 2021: Staatliche Transfers und Zuschüsse um 18,8 % gestiegen.* Verfügbar unter: https://www.destatis.de/DE/Presse/Pressemitteilungen/2023/06/PD23_242_23611.html; aufgerufen am 09.11.2023

3 Techniker Krankenkasse (2023): *»Beweg dich, Deutschland!« – TK-Bewegungsstudie 2022. Befragung zu Bewegung und Sport in Zeiten von Corona.* Verfügbar unter: https://www.tk.de/resource/blob/2137714/ff38c82b4a7e2e181d1070eb85493b9c/2022-praesentation-von-peter-wendt-zur-bewegungsstudie-data.pdf; aufgerufen am 09.11.2023

4 Statista (2023): *Absatz von Tiefkühlpizza in Deutschland nach Vertriebskanälen in den Jahren 2010 bis 2022.* Verfügbar unter: https://de.statista.com/statistik/daten/studie/155508/umfrage/inlandsabsatz-von-tiefkuehlpizza-in-deutschland-seit-2008/; aufgerufen am 09.11.2023

5 Statista (2023): *Anteil der Erwachsenen mit Übergewicht oder Fettleibigkeit in ausgewählten OECD-Ländern im Jahr 2021.* Verfügbar unter: https://de.statista.com/statistik/daten/studie/153908/umfrage/fettleibigkeit-unter-erwachsenen-in-oecd-laendern/; aufgerufen am 12.11.2023

6 World Health Organization (2021): *WHO global report on trends in prevalence of tobacco use 2000–2025, fourth edition.* Verfügbar unter: https://www.who.int/publications/i/item/9789240039322; aufgerufen am 09.11.2023

7 Neuhauser, H. K., Adler, C., Rosario, A. S., Diederichs, C., Ellert, U. (2015): *Hypertension prevalence, awareness, treatment and control in Germany 1998 and 2008–11.* Journal of Human Hypertension, 29: S. 247–253

8 Robert Koch-Institut (2015): *Der Blutdruck in Deutschland ist gesunken, das Präventionspotenzial bleibt aber hoch.* Epidemiologisches Bulletin. 2. Februar, Nr. 5

9 Kaplan, Hillard; Thompson, Randall C.; Trumble, Benjamin C. et al. (2017): *Coronary atherosclerosis in indigenous South American Tsimane: a cross-sectional cohort study.* Lancet, 389(10080): S. 1730–1739

10 Statista (2022): *Durchschnittliche Anzahl Arbeitsunfähigkeitstage aufgrund von Burn-out nach Alter und Geschlecht im Jahr 2021 (je 1.000 AOK-Mitglieder).*

11 Radtke, Rainer (2023): *Arbeitsunfähigkeitsfälle aufgrund von Burn-out-Erkrankungen in Deutschland bis 2021.* Verfügbar unter: https://de.statista.com/statistik/daten/studie/239872/umfrage/arbeitsunfaehigkeitsfaelle-aufgrund-von-burn-out-erkrankungen/; aufgerufen am: 09.11.2023

12 Sun, Jiahong; Qiao, Yanan; Zhao, Min; Magnussen, Constan G. (2023): *Global, regional, and national burden of cardiovascular diseases in youths and young adults aged 15–39 years in 204 countries/territories, 1990–2019: a systematic analysis of Global Burden of Disease Study 2019.* BMC Medicine, 21(1): S. 222

13 Ulmer, Herbert E. (2015): *Mitralklappenprolaps bei Kindern und Jugendlichen. Harmlose Anomalie oder echter Herzklappenfehler?* Herzblatt. Deutsche Herzstiftung e. V. Sonderdruck

14 Deutsche Herzstiftung (2022): *Post-Covid: Covid-19 hat langfristige Folgen für Herz und Gefäße.* Verfügbar unter: https://herzstiftung.de/service-und-aktuelles/presse/pressemitteilungen/post-Covid; aufgerufen am 09.11.2023

15 Taquet, Maxime; Dercon, Quentin; Luciano, Sierra; Geddes, John R.; Husain, Masud; Harrison, Paul J. (2021): Incidence, co-occurrence, and evolution of long-COVID features: A 6-month retrospective cohort study of 273,618 survivors of COVID-19. PLOS Medicine, 18(9): e1003773

16 Deutsche Herzstiftung (2022): *Herzbericht 2021: Todesfälle durch Herzkrankheiten leicht rückläufig.* Verfügbar unter: https://herzstiftung.de/service-und-aktuelles/presse/pressemitteilungen/herzbericht-2021-herzschwaeche-corona; aufgerufen am 06.11.2023

17 Lloyd-Jones, Donald M.; Wang, Thomas J.; Leip, Eric P. et al. (2004): *Lifetime Risk for Development of Atrial Fibrillation: The Framingham Heart Study.* Circulation, 110: S. 1042–1046

18 Einschätzung Apotheker E. Felger, Kreuzecker Apotheke, Schwäbisch Hall, am 09.10.2023

19 Rothenbacher, Dietrich; Dallmeier, Dhayana; Mons, Ute; Rosamond, Wayne; Koenig, Wolfgang; Brenner Hermann (2015): *Sexual Activity Patterns Before Myocardial Infarction and Risk of Subsequent Cardiovascular Adverse Events.* J Am Coll Cardiol, 66(13): S. 1516–1517

20 Fuchsberger J.: *Altwerden ist nichts für Feiglinge.* München: Goldmann Verlag 2014

21 GBD 2016 Disease and Injury Incidence and Prevalence Collaborators (2017): *Global, regional, and national incidence, prevalence, and years lived with disability for 328 diseases and injuries for 195 countries, 1990–2016: a systematic analysis for the Global Burden of Disease Study 2016.* Lancet 390(10100): 1211–1259. Erratum in: Lancet 2017; 390(10106): e38

22 Nikbakhtian, Shahram; Reed, Angus B.; Obika, Bernhard D. et.al. (2021): *Accelerometer-derived sleep onset timing and cardiovascular disease incidence: a UK Biobank cohort study.* Eur Heart J Digit Health, 2(4): S. 658–666

Stichwortregister

Über die Autoren

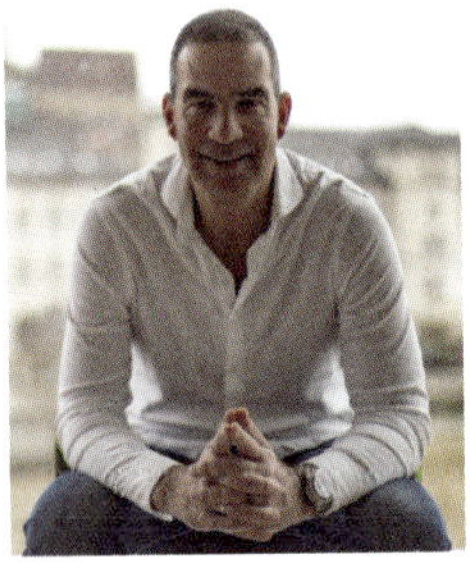

Dr. Markus Knapp, Kardiologe, Sport- und Psychokardiologe, ist in jeder Hinsicht Arzt mit Herz. Der gebürtige Stuttgarter studierte in Heidelberg Medizin, seit 2003 ist er Facharzt der Inneren Medizin, seit 2005 Facharzt für Kardiologie und seit 2006 niedergelassener Kardiologe in Schwäbisch Hall. Neben seiner Tätigkeit als Kardiologe ist Markus Knapps Leidenschaft die Konzeption und Produktion von Gesundheitsmedien zur Aufklärung der interessierten Öffentlichkeit, wie zum Beispiel der prämierte Podcast *Hand aufs Herz*, für den er und Thomas Krug den BNK Medienpreis 2023 erhielten.

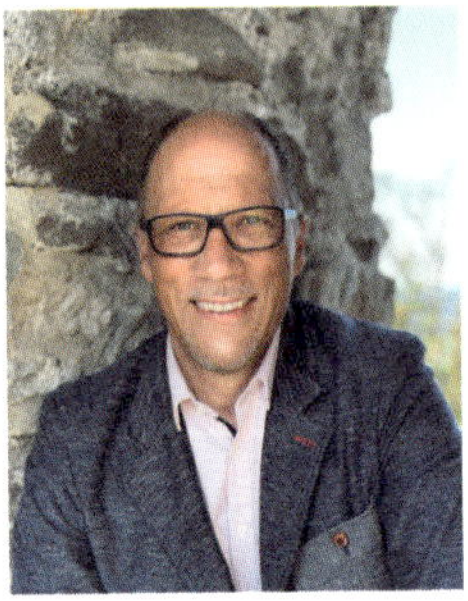

Thomas Krug ist diplomierter Wirtschaftsingenieur und führt seit 2014 eine selbst gegründete Bauherrenvertretung in Sonthofen im Allgäu. Daneben ist der passionierte Sportler vielseitig unternehmerisch tätig. Unter anderem betreibt er ein Tonstudio für Musik- und Sprachproduktionen und moderiert als »Laie der Nation« die viel beachtete Podcast-Serie *Hand aufs Herz*, die er im Mai 2021 gemeinsam mit Markus Knapp als Herzensprojekt ins Leben rief.

Weitere Informationen sowie die Podcast-Folgen finden Sie unter:
www.handaufsherz-podcast.de